MODELOS DE ACTUACIÓN ANTE MÚLTIPLES VÍCTIMAS

Este código QR te va a remitir a www.aranformacion.es, nuestra página web, donde podrás encontrar contenidos relacionados con el Certificado de Profesionalidad. También cuenta con diversas áreas de interés y posibles alternativas a los vídeos que aparecen en los códigos QR de este manual.

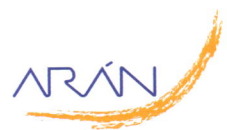

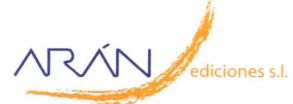

Castelló, 128, 1º - 28006 Madrid
Tel. 917820030
e-mail: libros@grupoaran.com
http://www.grupoaran.com

ISBN: 978-84-16585-33-5
Depósito Legal: M-9554-2016

Impreso en España
Printed in Spain

MF0360_2 Logística sanitaria en situaciones de atención a múltiples víctimas y catástrofes (100 h)	UC0360_2 Colaborar en la organización y el desarrollo de la logística sanitaria en escenarios con múltiples víctimas y catástrofes, asegurando el abastecimiento y la gestión de recursos y apoyando las labores de coordinación en situaciones de crisis
UF0674 MODELOS DE ACTUACIÓN ANTE MÚLTIPLES VÍCTIMAS (40 h)	

Los certificados de profesionalidad son acreditaciones oficiales de las cualificaciones del Catálogo Nacional de Cualificaciones Profesionales, estructurados en competencias profesionales y formación modular asociada a los mismos.

Estos certificados acreditan el conjunto de competencias profesionales que capacitan para el desarrollo de una actividad laboral identificable en el sistema productivo.

Este manual, *Modelos de actuación ante múltiples víctimas,* es una unidad formativa del módulo formativo "Logística sanitaria en situaciones de atención a múltiples víctimas y catástofres", perteneciente al Certificado de Profesionalidad "Atención sanitaria a múltiples víctimas y catástrofes" (SANT0108).

Los textos se han desarrollado siguiendo los contenidos que aparecen en el Real Decreto 710/2011.

Coordinadores

Juan Antonio Barbolla García
Técnico en Emergencias Sanitarias. SAMUR-Protección Civil. Madrid

Francisco José Gómez-Mascaraque Pérez
Enfermero de Emergencias. Jefe de División de Seguimiento de Calidad. SAMUR-Protección Civil. Madrid

Autores

Fernando Aguilar Fernández
Técnico en Emergencias Sanitarias SAMUR-Protección Civil. Madrid

Carlos Álvarez Leiva
Presidente del Grupo SAMU. Sevilla

Juan Antonio Barbolla García
Técnico de Emergencias Sanitarias. SAMUR-Protección Civil. Madrid

María del Carmen Castillo Ruiz de Apodaca
Enfermera. Hospital Clínico San Carlos y cuerpo de Voluntarios SAMUR-Protección Civil. Madrid

Francisco José Gómez-Mascaraque Pérez
Enfermero de Emergencias Médicas. Jefe de División de Seguimiento de Calidad. SAMUR-Protección Civil. Madrid

Daniel González Rodríguez
Técnico de Emergencias Sanitarias. SAMUR-Protección Civil. Madrid

José Félix Hoyo Jiménez
Coordinador Médico de Proyectos Humanitarios de Médicos del Mundo, España

Juana Macías Seda
Profesora Asociada. Miembro de la Comisión Académica del Máster en Enfermería de Emergencias. Universidad de Sevilla

Francisco Javier Quiroga Mellado
Enfermero de Emergencias Médicas. Jefe de Unidad de Comunicaciones y 112 SAMUR-Protección Civil. Madrid

Isabel Rodríguez Miguel
Médico de Emergencias. SAMUR-Protección Civil. Madrid

Índice

Capítulo 4

Capítulo 5

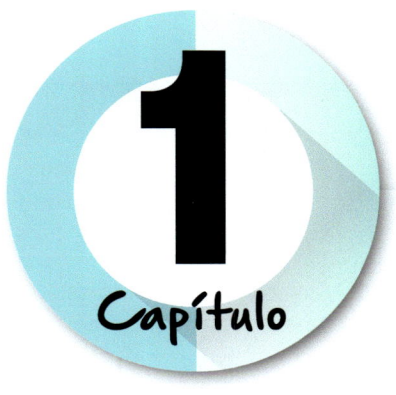

1 Capítulo

DELIMITACIÓN DE CATÁSTROFE

Francisco José Gómez-Mascaraque Pérez,
Juan Antonio Barbolla García

1. Objetivos
2. Clasificaciones
3. Fases de resolución
4. Efectos sociales, económicos y políticos de las catástrofes en una sociedad
5. Efectos de las catástrofes sobre la salud pública

Con este capítulo se abre el estudio de los **accidentes con múltiples víctimas y las catástrofes** para que el alumno sea capaz de comprender y adquirir los conocimientos necesarios para la atención a este tipo de situaciones tan complejas, tanto en la forma de presentarse como en la de resolverse. Comienza con la presentación del concepto de catástrofe y de cuáles son los objetivos que se persiguen para su resolución.

Continuaremos explicando las diferentes situaciones en las que pudiéramos encontrarnos, para su clasificación y análisis, para terminar comprendiendo los efectos de las catástrofes sobre las personas, de forma individual y colectiva.

Catástrofe

"Del griego *katastrephô,* destruir. Suceso desgraciado que altera gravemente el orden regular de las cosas".

1. OBJETIVOS

Antes de centrarnos en los aspectos puramente sanitarios veamos lo que los doctores Noto, Huguenard y Larcan escribieron "con entresacado" en su obra *Manual de medicina de catástrofes* (Masson, 1989): "A todo acontecimiento perjudicial acaecido a la colectividad humana se superponen el concepto de réplica de la institución para intentar la corrección, más o menos rápida, de los efectos nefastos; por tanto, en una catástrofe se impone el concepto de auxilios en el sentido más amplio del término". Tras su lectura extraemos las siguientes variables o factores determinantes:

– Suceso colectivo masificado de obligación nacional y de interés internacional.

– Acción-reacción: desproporción de medios y recursos disponibles propios para afrontar con eficacia y responder con eficiencia.

– Para ello se necesita un auxilio completo, integral, amplio; sin exclusiones o apropiaciones; desde la participación ciudadana hasta el mismísimo Gobierno, actuando de forma ordenada según el Sistema Nacional de Protección Civil y siguiendo el método de solución de problemas "continuidad, coordinación y cooperación".

– Cuanto antes, mejor…

Es decir, que es un **problema de salud en sentido amplio** (físico, psíquico y social) y no meramente dirigido a paliar las enfermedades y las lesiones médicamente. Todos los ámbitos de las administraciones y sus servicios son llamados a intervenir, tanto si forman parte del **servicio de emergencias médicas (SEM),** como si no. Para ello se establecen los **planes de emergencia,** donde el campo de la medicina de catástrofes desempeña su papel dentro del grupo sanitario.

Los objetivos generales de los auxilios deben ir encaminados a rehabilitar las estructuras sociales, las infraestructuras de transportes y suministros esenciales, para que mediante acciones globales se consiga restablecer los servicios hospitalarios con medios cada vez más numerosos y más avanzados, y que los modos de actuación se vuelvan a acercar a lo normal.

2. CLASIFICACIONES

Comenzaremos este apartado explicando la **catástrofe.**

El primer concepto lo buscamos en los diccionarios: "Del griego *katastrephô,* destruir. Suceso desgraciado que altera gravemente el orden regular de las cosas". En muchas ocasiones, dentro de determinados contextos, se utilizan expresiones a modo de sinónimos o para concretar un mismo concepto, sobre todo en el lenguaje periodístico o político, tratando de magnificar o minimizar la situación a conveniencia. También porque tienen una raíz concreta dentro de la naturaleza, la religión u otros. Por tanto, se recurre a palabras comunes como calamidad, cataclismo, desastre, plaga, guerra, siniestro, accidente, incidente, conflicto armado, etc.

Cualquiera de las anteriores expresiones tienen en común:

− El carácter **colectivo** del acontecimiento: afecta a un sector amplio de la población perteneciente a un territorio más o menos extenso.

− Los conceptos de **violencia** y de aparición **súbita:** altera el normal desarrollo de la actividad social de esa comunidad. Pero la aparición rápida (emergente) no quiere decir que fuera imprevisible (la red de alerta de los sistemas de Protección Civil y los estudios científicos advierten de los posibles desenlaces o consecuencias nefastas).

− La connotación **inhabitual** del acontecimiento.

− Las repercusiones en forma de **daños graves,** destrozos y destrucción masiva.

Conozcamos también algunas definiciones o conceptos de menores proporciones:

Se entiende por **accidente** un hecho involuntario o suceso fortuito que altera el orden regular de las cosas, produciendo daños a las personas o a sus bienes.

Es importante, dentro de la ciencia que estudia los accidentes, el término **incidente,** que se emplea para definir un hecho involuntario o suceso fortuito que altera el orden regular de las cosas, pero que no ha producido daños a las personas o a sus bienes (p. ej., una fuga radiactiva que se ha podido controlar a tiempo); mientras que **aproximación peligrosa** es aquella situación imprevista o no intencionada que sucede sin alterar el orden normal y sin causar ningún tipo de daño, aunque podría haberlo hecho (p. ej., caída de un martillo desde el último peldaño de una escalera al suelo mientras colgamos un cuadro en la pared).

> **Accidente.** Hecho involuntario o suceso fortuito que altera el orden regular de las cosas, produciendo daños a las personas o a sus bienes.
>
> **Incidente.** Suceso fortuito que altera el orden regular de las cosas, pero que no ha producido daños a las personas o a sus bienes.
>
> **Aproximación peligrosa**. Situación imprevista o no intencionada que sucede sin alterar el orden normal y sin causar ningún tipo de daño, aunque podría haberlo hecho.

El accidente tiene una connotación **individual** cuando afecta a una persona y **colectiva** cuando son varias las personas afectadas. Si se multiplican, el concepto aumenta, pasando a denominarse **accidente con múltiples víctimas.**

Para atender las necesidades derivadas de un accidente o de una catástrofe la comunidad afectada ha de disponer de unos medios y recursos propios o movilizados, cuyo número varía en función de los **niveles de gravedad,** también conocidos por **situaciones de emergencia:**

El accidente es individual cuando afecta a una persona y colectivo cuando son varias las personas afectadas. Si se multiplican, pasa a denominarse accidente con múltiples víctimas.

Situación / Nivel de emergencia	Solucionado con medios y recursos
0	Locales, mancomunados
1	Provinciales, comarcales
2	Autonómicos, regionales
3	Estatales, nacionales
4	Internacionales

Una vez entendidos los anteriores conceptos, podemos proponer una **clasificación con fines prácticos,** pues caben muchas otras si se incluyen variables tales como su duración en el tiempo, aspectos cuantitativos sobre las personas y bienes, la geografía, etc. Sin embargo, nos interesa más la etiología para disponer de un patrón de actuación. Por tanto:

– Naturales.

– Tecnológicas.

– Sociológicas.

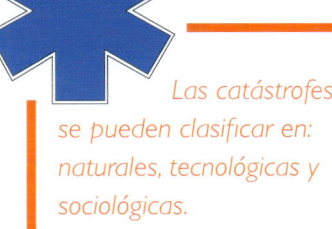

Las catástrofes se pueden clasificar en: naturales, tecnológicas y sociológicas.

- **Naturales:** son aquellas en las que interviene la energía liberada por los elementos naturales (agua, tierra, aire o fuego). Corresponden a fenómenos naturales y a transformaciones estructurales de la tierra.
  Ejemplos según el elemento agresor:
  - Tierra: terremotos, seísmos, erupciones volcánicas, avalanchas.
  - Agua: inundaciones, tsunamis.
  - Aire: tempestades, huracanes, ciclones.
  - Fuego: incendios provocados por rayos, erupciones volcánicas.
- **Tecnológicas:** son las producidas por la aplicación de los conocimientos científicos para el desarrollo humano dentro de un complejo sistema tecnológico en el cual los niveles de seguridad establecidos para su control se han visto superados.
- **Sociológicas:** relacionadas con numerosas actividades humanas generadoras de peligro, especialmente por sus características de afluencia masiva de personas. Pueden ser **accidentales** (actividades deportivas, artísticas, culturales, etc.) o **provocadas** (atentados terroristas). Estas últimas son el lazo de unión entre las catástrofes tecnológicas en tiempos de paz y las resultantes de acciones de guerra, cuyos efectos pueden asimilarse por ser similares los mecanismos de producción y las energías liberadas.

Según las **clases de riesgos** se entienden:

– **Riesgos conocidos, perfectamente catalogados:** se conocen su origen y los riesgos derivados. Por tanto, previstos y planificados.

– **Riesgos nuevos, imperfectamente conocidos:** correspondientes a tecnologías nuevas cuyas posibilidades accidentales y agresoras no han podido plantearse totalmente.

– **Riesgos desconocidos:** resultado de la acción desencadenante, catalizadora o potencial de la interactuación de varias tecnologías en un sistema complejo.

– **Según el lugar de aparición:** complejos industriales; transportes aéreos, terrestres, marítimos; instalaciones subterráneas, etc.

– **Según las circunstancias de aparición:** en tiempo (súbitamente, con algo de tiempo para actuar) y en espacios (agrestes, accesibles, densamente poblados, aislados).

- **Sociales:** abarcan todos los accidentes colectivos a gran escala no incluidos en las anteriores.

- **Accidentales:** resultantes de actividades de ocio en grandes concentraciones de personas (deportivas, religiosas, espectáculos).

- **Provocadas:** resultantes de acciones de guerra, atentados, hambrunas, cambios climáticos.

3. FASES DE RESOLUCIÓN

Ordenan el auxilio dentro de un proceso dinámico orientado hacia la resolución de problemas complejos, al que deben sucederse diversas fases temporales: desde el estado de normalidad hasta el de resolución completa, pasando por las de incertidumbre, primera respuesta operativa, respuestas posteriores y sus correspondientes fases intermedias o de enlace de unas con otras.

> "La aparición de una catástrofe o de un accidente colectivo importante en una comunidad induce una respuesta variablemente rápida y precoz: el auxilio".

Se pueden estudiar tres fases claramente diferenciadas:

- **Fase previa al impacto:** cómo se desarrolla la actividad normal antes del acontecimiento, observada desde todos los puntos de vista; ofrecerá una visión clara del conjunto donde la prevención va a jugar un papel predominante.

- **Fase de impacto:** donde la catástrofe se manifiesta con todo o parte de su potencial; los acontecimientos se suceden inevitablemente y el sistema se tambalea. Este momento será al que dediquemos un mayor estudio.

- **Fase posterior al impacto:** donde se toman las medidas de recuperación del sistema social y empiezan a hacer efecto.

Estas fases deben entenderse bajo aspectos macrotemporales, donde el factor tiempo transcurre en ciclos amplios. Por ejemplo: un segundo puede equivaler a una hora, un minuto a un día, una semana a un mes. La fase de impacto puede durar incluso una semana.

Las distintas situaciones se producen y se suceden dentro de un sistema complejo con fuertes interacciones entre los agentes causantes, el medio donde se desarrolla y los damnificados.

Las fases son interactivas "solapadas", cíclicas con "altibajos" e incluso vuelven a reproducirse de nuevo para surtir todos sus efectos (avance-retroceso). Por ejemplo, a consecuencia de un terremoto se activa el plan de emergencias al máximo, la ayuda llega puntualmente… Se produce una réplica y vuelta a empezar, con menos ánimo, con las ayudas maltrechas…

En una catástrofe se distinguen tres fases: fase previa al impacto, fase de impacto y fase posterior al impacto.

3.1. Momentos temporales dentro de la fase de impacto

Esta fase, en la que el suceso se ha producido, tiene unos momentos anteriores y posteriores que deben ser objeto de estudio en su conjunto y no de forma aislada. Este debe seguir un método científico de elaboración de hipótesis para concluir en una reacción organizada.

– **Pre-intervención:** momento previo a la hipotética producción de una emergencia colectiva. Se observan ciertos aspectos sobre la seguridad y la certeza:
  • **Incertidumbre:** situación en la cual existe duda acerca del estado de la emergencia y de sus consecuencias sobre la seguridad.
  • **Alerta:** situación en la cual se sospecha que una situación de emergencia puede producirse, abrigando temor por la seguridad de las personas y los bienes.
  • **Peligro:** situación en la cual existen motivos constatados para creer que una emergencia colectiva se va a producir y la seguridad de las personas y los bienes están amenazados por un peligro grave e inminente.

En este momento de vigilancia, observación, detección y predicción juegan un papel importante las redes de alerta que, como la nacional, cuentan con observatorios en todas las disciplinas: meteorológicos, sísmicos, oceanográficos, vulcanológicos, astrofísicos, medioambientales, entre otros. Inmediatamente tratan los resultados y comunican las conclusiones sobre la amenaza a los centros de coordinación operativos implicados.

– **Primera intervención:** momento en el cual la catástrofe se ha producido y comienzan las reacciones de auxilio, espontáneas entre la población y de continuidad por parte de los servicios de Protección Civil.

– **Reconocimiento:** evaluación de la magnitud del impacto por parte de las superestructuras del sistema:
  • Aspectos cuantitativos y cualitativos del siniestro: naturaleza, intensidad, límites topográficos aproximados, riesgo evolutivo.
  • Consecuencias sobre el entorno: inmuebles, industrias, servicios, obras públicas, infraestructuras de transportes.

- Consecuencias sobre la población: fallecidos, heridos, supervivientes, tipos de lesiones.
- Daños sobre el propio sistema comunitario: operatividad de los medios existentes.
- Infraestructuras eventuales aprovechables: edificaciones, grandes espacios u otros similares que ofrezcan garantías de seguridad o dispongan de un equipamiento mínimo para sostener albergues, puestos de socorro, almacenes, pistas para aeronaves, etc.

– **Sectorización:** consiste en el desglose del territorio afectado por el siniestro en función del terreno y de las posibilidades de acceso de los medios de socorro, teniendo en cuenta:
  - La importancia de la tarea potencial.
  - Los medios que pueden intervenir.
  - Las distancias y los obstáculos entre las distintas unidades.
  La sectorización persigue los siguientes objetivos operativos:
  - Seguir un método fiable y dinámico para cubrir la totalidad.
  - Distribución adecuada de los medios entre las necesidades.
  - Articulación de la coordinación operativa.
  - Continuidad y seguridad de las operaciones dentro de cada perímetro.
  - Agrupación de víctimas para conseguir una clasificación óptima.

Por todo lo anterior, las áreas resultantes comprenderán funciones homogéneas de trabajo en su espacio, autónomas para su despliegue y en la gestión operativa. Coordinadas con el escalón superior, formando sectores, secciones, zonas, cada vez más amplios y de gestión vertical en ambos sentidos, ascendente y descendente.

El tamaño de cada **área funcional de trabajo (AFT),** sector, zona, o como quiera designarse dependerá de las características del siniestro y de su expansión, de las características de las víctimas (gravedad, desaparecidos, atrapados) y de los medios desplegados sobre el terreno. Cada AFT debe adaptarse al tipo de intervención particular dentro de la globalidad de la catástrofe. Por ejemplo, búsqueda y salvamento de víctimas en un complejo hotelero, lo mismo en el de al lado; trabajos en la margen derecha de un río desbordado, lo mismo en la izquierda; especialización NRBQ, rescate en montaña, en subsuelo y un largo etcétera de actividades.

La sectorización no tiene por qué ser geométrica: puede ser puntual, lineal, poligonal, interconectada, aislada; en función de la forma material final con que se haya manifestado el peligro.

Alguna AFT puede compartir elementos comunes: seguridad activa, puestos de socorro, comunicaciones, puestos de mando u otros de apoyo al común.

4. EFECTOS SOCIALES, ECONÓMICOS Y POLÍTICOS DE LAS CATÁSTROFES EN UNA SOCIEDAD

Los **efectos generales** que produce una catástrofe serán de consecuencias materiales y humanas, **debiendo entenderse en su conjunto** como un problema de salud en sentido amplio: físico (lesiones y enfermedades), psíquico (afectaciones emocionales o enfermedades prolongadas) y social (necesidades de sustento y cobijo, organización ciudadana, vuelta a la normalidad plena o mermada).

Al igual que los daños materiales también deben entenderse de forma individual (viviendas, propiedades), de servicios colectivos (hospitales, centros administrativos, radiotelecomunicaciones, servicios esenciales de suministro eléctrico, agua, etc.) o de producción y logística.

También habrá consecuencias de índole económico-administrativa, al verse afectadas las estructuras de gobierno, judiciales, representativas, de gestión ciudadana o financieras. En general, una catástrofe supone una desestructuración del sistema político-económico con elevados gastos para la reconstrucción de la región que, normalmente, conlleva una dependencia financiera en créditos bancarios privados o públicos concedidos por otros países o por superestructuras asociadas continentales (Fondo Monetario Internacional, Banco Central Europeo, Reserva Federal estadounidense, Banco Central de China, Banco Central de la Unión de Estados Árabes). Estos créditos pueden hipotecar aspectos socioeconómicos básicos del país.

Los momentos temporales dentro de la fase de impacto son pre-intervención (incertidumbre, alerta y peligro), primera intervención, reconocimiento y sectorización.

5. EFECTOS DE LAS CATÁSTROFES SOBRE LA SALUD PÚBLICA

El primer efecto de las catástrofes sobre la salud pública es puramente conceptual: las personas, afectadas o no, deben entender los resultados perjudiciales de forma comunitaria y no individual, por lo que conviene explicar las diferencias elementales entre la medicina ordinaria en situaciones normales frente a la de aplicación en catástrofes:

– La medicina convencional trata las enfermedades propias de cada persona de forma individual y de una en una. La medicina comunitaria atiende la salud de las personas de forma colectiva en cada circunscripción. Ambas son cuantificadas y regulares.

– La medicina de catástrofes debe actuar sobre las consecuencias del acontecimiento en inferioridad cuantitativa y cualitativa. Se ha producido un impacto de tal magnitud y perdurabilidad en el tiempo que hasta el propio sistema y sus estructuras han sido dañados. Por tanto, la principal diferencia es que tiene que responder a toda la población afectada simultáneamente, tanto a los daños producidos sobre ella, como sobre sus bienes, priorizando la necesidad colectiva sobre la individual.

"Cuando se produce un acontecimiento perjudicial para una comunidad, la existencia de víctimas constituye la principal justificación de la actuación de una organización de socorro; así mismo, esta presencia de víctimas numerosas frente a medios de tratamiento momentáneamente insuficientes constituye la justificación de la medicina de catástrofes" (Noto, Hugenard, Larcan en op.cit.).

Los problemas sanitarios a los que tendrán que hacer frente las organizaciones de socorro pueden clasificarse en función de múltiples factores. Básicamente, las víctimas presentan problemas de:

— **Distribución geográfica:** próxima, alejada, muy distante; para hacer llegar la solución a las víctimas o llevar las víctimas a la solución.

— **Localización y accesibilidad:** funciones de los equipos de búsqueda y salvamento, en inglés, *search and rescue* (SAR).

— **Naturaleza del medio y número:** precisará unos medios específicos y en cuantía suficiente (terrestres, aéreos, acuáticos, NRBQ).

— **Edad, nacionalidad de origen, estado lesional.**

Sin olvidar las consecuencias derivadas de la destrucción de plantas de tratamiento de agua potable, de las redes logísticas alimentarias, acumulación de cadáveres y de restos orgánicos, de animales domésticos y salvajes igualmente necesitados… Todo ello acarreará consecuencias sobre la salud relacionadas con epidemias, infecciones, hambre, vestido, albergue, enterramientos y un largo etcétera.

5.1. Problemas sanitarios inmediatos según el tipo de agente agresor

Las **contingencias sanitarias** y sus soluciones inmediatas previstas deben contemplarse globalmente dentro de los planes territoriales de emergencia y, en los de actuación concreta, en función del tipo de riesgo, bien sea natural o tecnológico.

Los **problemas sanitarios** generales se pueden resumir en:

— Dispersión descontrolada del agente agresor.

- Impedimento de realizar misiones de socorro y salvamento hasta no eliminar o reducir la amenaza.

- Agente agresor poco conocido en la comunidad afectada, como por ejemplo, la enfermedad de ébola en Madrid.

Resumen

- Una **catástrofe** es un suceso desgraciado que altera gravemente el orden regular de las cosas.

- Un **accidente** es un hecho involuntario o suceso fortuito que altera el orden regular de las cosas, produciendo daños a las personas o a sus bienes.

- Un **incidente** es un suceso fortuito que altera el orden regular de las cosas, pero que no ha producido daños a las personas o a sus bienes.

- **Aproximación peligrosa** es aquella situación imprevista o no intencionada que sucede sin alterar el orden normal y sin causar ningún tipo de daño, aunque podría haberlo hecho.

- El accidente es **individual** cuando afecta a una persona o **colectivo** cuando son varias las personas afectadas. Si se multiplican, pasa a denominarse **accidente con múltiples víctimas.**

- La aparición de una catástrofe o de un accidente colectivo importante en una comunidad induce una respuesta variablemente rápida y precoz: el auxilio.

- Las catástrofes se pueden clasificar en:
  - Naturales.
  - Tecnológicas.
  - Sociológicas.

- Se distinguen tres fases en una catástrofe: fase previa al impacto, fase de impacto y fase posterior al impacto.

- Los momentos temporales dentro de la fase de impacto son: pre-intervención (incertidumbre, alerta y peligro), primera intervención, reconocimiento y sectorización.

GLOSARIO

Accidente: hecho involuntario o suceso fortuito que altera el orden regular de las cosas, produciendo daños a las personas o a sus bienes.

Aproximación peligrosa: situación imprevista o no intencionada que sucede sin alterar el orden normal y sin causar ningún tipo de daño, aunque podría haberlo hecho.

Catástrofe: "Del griego *katastrephô*, destruir. Suceso desgraciado que altera gravemente el orden regular de las cosas".

Incidente: suceso fortuito que altera el orden regular de las cosas, pero que no ha producido daños a las personas o a sus bienes.

EVALÚATE TÚ MISMO

1. Un accidente es:

☐ a) Un hecho voluntario o suceso fortuito que altera el orden regular de las cosas, produciendo daños a las personas o a sus bienes.

☐ b) Un hecho involuntario o suceso fortuito que altera el orden regular de las cosas, produciendo daños a las personas o a sus bienes.

☐ c) Un hecho voluntario o suceso fortuito que altera el orden regular de las cosas, produciendo daños a las personas.

☐ d) Un hecho involuntario o suceso fortuito que no altera el orden regular de las cosas, produciendo daños a las personas o a sus bienes.

2. Un incidente es:

☐ a) Un suceso no fortuito que altera el orden regular de las cosas, pero que no ha producido daños a las personas o a sus bienes.

☐ b) Un suceso fortuito que altera el orden regular de las cosas, pero que ha producido daños a las personas o a sus bienes.

☐ c) Un suceso no fortuito que altera el orden regular de las cosas, pero que ha producido daños a las personas o a sus bienes.

☐ d) Un suceso fortuito que altera el orden regular de las cosas, pero que no ha producido daños a las personas o a sus bienes.

3. Una aproximación peligrosa es:

☐ a) Aquella situación prevista e intencionada que sucede sin alterar el orden normal y sin causar ningún tipo de daño, aunque podría haberlo hecho.

☐ b) Aquella situación imprevista e intencionada que sucede sin alterar el orden normal y causando daño, aunque podría no haberlo hecho.

☐ c) Aquella situación imprevista o no intencionada que sucede alterando el orden normal y sin causar ningún tipo de daño, aunque podría haberlo hecho.

☐ d) Aquella situación imprevista o no intencionada que sucede sin alterar el orden normal y sin causar ningún tipo de daño, aunque podría haberlo hecho.

4. Un accidente se considera individual cuando:

❑ a) Sus consecuencias afectan a una sola persona.

❑ b) Sus consecuencias afectan a varias personas.

❑ c) Su mecanismo de producción compete a una sola persona o un solo sistema.

❑ d) Su mecanismo de producción compete a varias personas o sistemas.

5. Un accidente se considera colectivo cuando:

❑ a) Son varias las personas afectadas.

❑ b) Son varias las personas desencadenantes.

❑ c) Son varios los sistemas desencadenantes.

❑ d) Las respuestas b y c son correctas.

6. Cuando las víctimas producidas en un accidente se multiplican, el suceso pasa a denominarse:

❑ a) Accidente de causas múltiples.

❑ b) Accidente de efectos multiplicadores.

❑ c) Accidente con múltiples víctimas.

❑ d) Catástrofe con efectos múltiples.

7. La aparición de una catástrofe o de un accidente colectivo importante en una comunidad induce una respuesta variablemente rápida y precoz, conocida como:

❑ a) Movilización general.

❑ b) Alarma general.

❑ c) Estado de alarma.

❑ d) Auxilio.

8. Según lo explicado en este capítulo, las catástrofes pueden clasificarse en:

❑ a) Naturales.

❑ b) Tecnológicas.

❑ c) Sociológicas.

❑ d) Todas las respuestas anteriores son correctas.

9. **Según lo explicado en este capítulo, las tres fases que se distinguen en una catástrofe son:**
   - ❏ a) Fase previa al impacto, fase de impacto y fase posterior al impacto.
   - ❏ b) Fase de planificación, fase de ejecución y fase de intervención.
   - ❏ c) Fase de preparación, fase de intervención y fase de reorganización.
   - ❏ d) Realmente las fases no son tres, sino cuatro: fase de detección, fase previa al impacto, fase de impacto y fase posterior al impacto.

10. **Los momentos temporales dentro de la fase de impacto son:**
   - ❏ a) Pre-intervención (incertidumbre, alerta y peligro), primera intervención, refuerzo y post-intervención.
   - ❏ b) Primera, segunda y tercera intervención.
   - ❏ c) INCERFA, ALERFA Y DETRESFA.
   - ❏ d) Pre-intervención (incertidumbre, alerta y peligro), primera intervención, reconocimiento y sectorización.

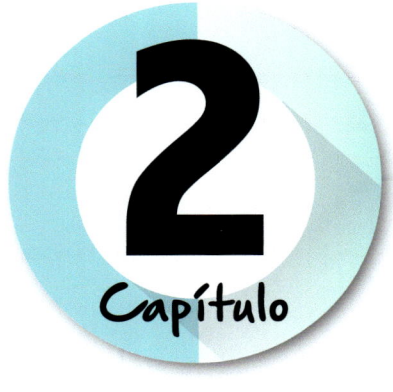

2 Capítulo

SISTEMA INTEGRAL DE ATENCIÓN A LAS CATÁSTROFES

Fernando Aguilar Fernández,

María del Carmen Castillo Ruiz de Apodaca,

Daniel González Rodríguez,

Francisco Javier Quiroga Mellado,

Isabel Rodríguez Miguel

Dedicaremos parte de este capítulo a explicar el **sistema de emergencias médicas** y el funcionamiento en red de los centros de coordinación; sus conexiones y aportaciones comparativas con otros modelos muy próximos europeos y norteamericanos.

Estudiaremos los **fundamentos** en que se basan los dos modelos imperantes en España para la atención y coordinación sanitaria en situaciones de crisis, así como los procedimientos que siguen.

Por último, presentaremos el Sistema Nacional de Protección Civil y Emergencias con la reciente entrada en vigor de su ley, junto con la Unidad Militar de Emergencias (UME), que asume las funciones de las Unidades de Apoyo a Desastres (UAD).

1. MODELOS DE SISTEMAS DE EMERGENCIAS MÉDICAS (SEM)

Las estructuras sanitarias deben contemplarse dentro del sistema integral de socorros en respuesta a un accidente con múltiples víctimas o suceso catastrófico acaecido en la comunidad. Actuarán unificadas dentro del grupo sanitario y de forma coordinada, continua y en cooperación con el resto de los grupos de intervención (logísticos, seguridad, especiales, etc.), que componen la respuesta en el ámbito de ejecución del plan de emergencias aplicable, ya que un grupo o una estructura no tienen capacidad operativa individual para afrontar la catástrofe.

En España, el Sistema de Protección Civil, dependiente de la Dirección General de Protección Civil y Emergencias, es el encargado, junto con los respectivos de cada comunidad autónoma, de afrontar la complejidad de una emergencia colectiva o catástrofe durante todas sus fases y momentos.

A su vez, los SEM organizan sus propias estructuras prehospitalarias y hospitalarias para actuar coordinadas entre sí y con el resto de sistemas de emergencias de la comunidad.

1.1. Objetivos

El SEM es el primer eslabón de la cadena asistencial sanitaria para el paciente con patología urgente o emergente.

Dentro del SEM está integrada la asistencia hospitalaria y la prehospitalaria, y lo ideal sería que ambas estuviesen coordinadas, es más, incluso que formasen parte de la misma organización institucional sanitaria. No nos podemos olvidar de los servicios no médicos que muchas veces son necesarios para el acceso a los pacientes, como son los servicios de rescate y extinción de incendios, Protección Civil y fuerzas de seguridad.

El **objetivo principal** que debe cumplir cualquier **sistema de emergencias médicas** debe ir encaminado al:

– Tiempo de respuesta.

– Nivel de atención.

En resumen: el tiempo que debe esperar el paciente para recibir su asistencia y las condiciones en las que la recibe. A esto se puede añadir además que debe realizarse con el menor coste posible (eficacia-eficiencia-efectividad).

Debido a la progresiva demanda por situaciones que clínicamente no revisten de forma evidente una situación de urgencia, aparecen diferentes modelos de SEM.

Es posible establecer una **clasificación en los SEM** atendiendo a una serie de criterios:

– **Acceso telefónico:**
  • Específico para la emergencia/urgencia médica en general.
  • Compartido con otros servicios de emergencias.

– **Análisis de la demanda:**
  • Despacho: envío de recursos para responder a un incidente; parte de ellos pueden ser con carácter preventivo. No se analiza el estado del paciente. Por ejemplo, a un incendio se manda una unidad de soporte vital avanzado.
  • Regulación no médica: no existe contacto físico con el paciente y los signos y síntomas los analiza personal no médico (enfermera, Técnico de Coordinación de Emergencias…).
  • Regulación médica: no existe contacto físico con el paciente y los signos y síntomas los analiza un médico.

– **Tipo de respuesta:**
  • Con recursos propios.
  • Derivando a otras instituciones.

– **Recursos activados:**
  • Escalón básico o avanzado sin médico.
  • Escalón avanzado con médico.
  • Dos escalones de activación encadenada sin médico (soporte vital básico [SVB] y soporte vital avanzado [SVA]).
  • Dos escalones de activación, el primero de SVB con TES y el segundo avanzado con médico (SVB y SVA).

El SEM es el primer eslabón de la cadena asistencial sanitaria para el paciente con patología urgente o emergente.

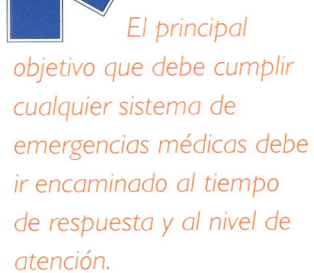

El principal objetivo que debe cumplir cualquier sistema de emergencias médicas debe ir encaminado al tiempo de respuesta y al nivel de atención.

1.2. Estructura

1.2.1. Centros de coordinación

Constituyen la vía de acceso a la asistencia, donde se recibe la llamada de auxilio urgente o emergente. Se inicia el proceso de atención y se asigna el recurso adecuado a cada caso.

El número único de acceso a emergencias es el 112. Sin embargo, existen otros que conviven con este número en algunas comunidades autónomas. Por ejemplo, el 061 para urgencias domiciliarias en la comunidad autónoma de Andalucía, el 092 para policías locales, el 062 para temas relacionados con la Guardia Civil o el 091 para la Policía Nacional.

1.2.2. Red de transporte urgente

Compuesta por ambulancias de transporte urgente y equipos de emergencias: terrestres y aéreos. Asisten en el lugar, resuelven o transfieren a centros de referencia domiciliaria del paciente.

1.2.3. Centros de referencia domiciliaria del paciente

Son los centros de atención primaria o especializada donde el paciente puede acudir por sus propios medios (Figura 1).

1.2.4. Objetivos

Las **unidades de cuidados intensivos (UCI)** hospitalarias evidenciaron que mortalidad y secuelas en pacientes críticos se reducirían con una atención efectiva *in situ,* disminuyendo la mortalidad y la morbilidad, al igual que con los costes sanitarios.

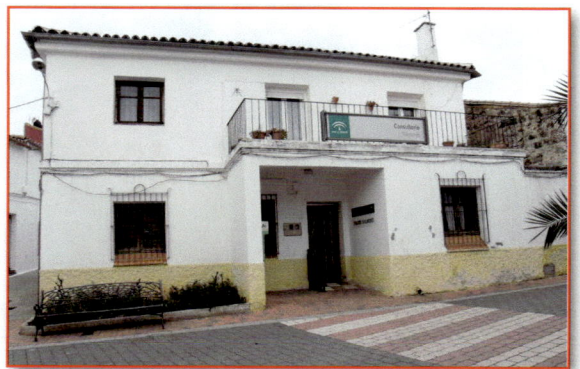

Figura 1. Centro de salud.

El **Sistema Integral de Emergencias (SIE)** debe albergar todos los elementos necesarios para garantizar la asistencia de la persona que se encuentre en una situación de necesidad sanitaria, ya sea urgente o emergente.

COMPOSICIÓN DEL SEM

– **Recursos humanos:** son todas y cada una de las personas que hacen posible la continuidad del sistema integral de urgencias y emergencias. Cuenta con personal administrativo, de gestión, de soporte, de infraestructura, asistencial y técnico.

– **Formación:** es uno de los pilares fundamentales del SEM, que debe ser continuo y estar en constante reciclaje para todos sus miembros.

– **Comunicaciones:** debe garantizar el acceso al sistema por parte de los alertantes. Es atendido por los Técnicos en emergencias expertos en el manejo de los equipos TIC disponibles en cada centro coordinador, de manera que se disponga de una imagen certera de la ubicación y disponibilidad de los recursos en tiempo real.

– **Sistema informático y de registro:** sirve para gestionar adecuadamente las demandas del ciudadano, registrando el máximo de información.

– **Transporte:** vehículo para desplazar a la persona que necesita asistencia, ya sea urgente o emergente, desde el lugar donde se encuentra hasta el centro receptor que corresponda (Tabla 1).

– TABLA 1 –
TIPOS DE TRANSPORTE SANITARIO

Medio de desplazamiento	Terrestre	Aéreo	Marítimo
Lugar de evacuación	Primario	Secundario	Terciario
Riesgo para el paciente	SVA	SVB	No asistencial

– **Transferencia de pacientes:** debido a las diferentes posibilidades que los servicios de emergencia y urgencia ofrecen, la protocolización de las acciones y las normas en la recepción de los pacientes aseguran la calidad y la continuidad de la atención sanitaria.

– **Centros de recepción:** destino final de los pacientes atendidos, según la utilidad que presten a su patología. Se clasifican según la capacidad de atención y el nivel de especialización.

– **Accesibilidad a la asistencia:** es uno de los pasos más importantes. El aviso del testigo de una situación de urgencia o emergencia, a través del teléfono único 112. Posteriormente serán los centros de coordinación quienes determinen el nivel de gravedad del incidente.

– **Participación de los ciudadanos:** son los destinatarios de los servicios sanitarios, quienes, además, deben colaborar con los profesionales que actúan en estas situaciones para planificar y desarrollar planes específicos de los propios SIE en un lugar concreto.

– **Educación e información al ciudadano:** es fundamental que los ciudadanos conozcan la existencia de un SEM y que además sepan cuándo deben y pueden utilizarlo.

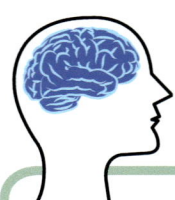

Además, perfeccionan su capacidad de atención y respuesta con:

– **Comités de seguridad ciudadana o de protección civil:** deben estar preparados ante cualquier situación de catástrofe o de calamidad pública.

– **Acuerdos de ayuda mutua y de colaboración interterritorial:** entre las entidades fronterizas al lugar de la situación de urgencia o emergencia creada.

– **Planes de asistencia a catástrofes:** contemplan soluciones para eventuales incidentes complejos.

– **Revisión y evaluación:** todos los SEM deben estar expuestos a continuas revisiones por observadores internos y externos que garanticen una mejora constante del sistema.

1.3. Modelos de SEM en Europa

Según los criterios que se acaban de exponer, podemos hacer una clasificación de modelos de sistemas de emergencias:

1.3.1. Modelo anglosajón, angloamericano o norteamericano (Figura 2)

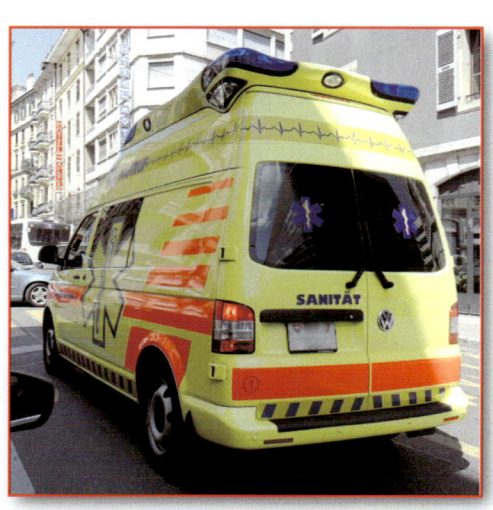

Figura 2. Modelo anglosajón (USVB en Ginebra, Suiza).

Conocido también como modelo **paramédico,** ya que el personal que presta atención en la urgencia está formado en técnicas de emergencias y se guía por una serie de protocolos, siendo personal parasanitario (con diferentes niveles de formación: básico, intermedio y avanzado). Es el utilizado en EE. UU. Se basa en la recogida de un paciente y su traslado *scoop & run*, donde la intervención se realiza en un solo paso no médico con un mínimo de cuidados extrahospitalarios y con un traslado muy rápido al hospital. La recepción y gestión de llamadas de demanda se hace desde un número único y el centro coordinador es compartido con policía y bomberos. No suele haber personal sanitario para gestionar la demanda asistencial.

La asistencia extrahospitalaria prestada por los paramédicos puede estar supervisada telemáticamente por personal médico de los centros hospitalarios a los que por sistema y obligación deben acudir, o incluso pueden ir acompañados de enfermeras especializadas en emergencias.

1.3.2. Modelo español

Aparece en la década de 1980 y mejoró mucho con respecto a los modelos existentes a nivel de continuidad asistencial. Las primeras unidades que prestaban asistencia en carretera antes de esta fecha eran las de los **puestos de primeros auxilios (PPA)** (Figura 3) y los **puestos de socorro en carretera (PSC)** de las brigadas de tropas de socorro de la Cruz Roja. Posteriormente, se puso en marcha el sistema de asistencia médica a través del 061. Se basaba en un sistema de respuesta única con o sin asistencia médica donde el sistema de recepción y gestión de llamadas se regía por un médico en el centro coordinador junto con teleoperadores, lo que permitía que la llamada

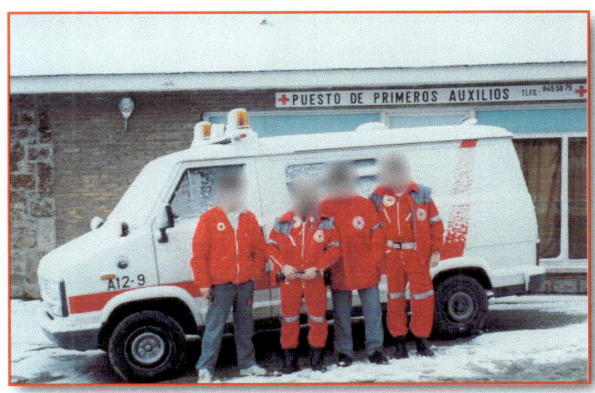

Figura 3. Puesto de primeros auxilios.

fuese valorada por personal experto que trataba directamente al demandante y haciendo filtro. Actualmente, el acceso al SEM se realiza mediante un número abreviado (112). Si la gestión de recursos estuviera regulada, el médico que atiende la demanda puede resolverla de tres formas posibles:

– **Consulta médica sin envío de recurso:** consulta telefónica donde se resuelve el problema del demandante.

– **Envío de recurso básico**: con objetivo de traslado a centro hospitalario para valoración y tratamiento.

– **Envío de recurso avanzado con médico:** inicio y mantenimiento de los cuidados que se le van a realizar en el hospital de destino.

El sistema de transporte está regulado por las propias organizaciones de emergencias o por empresas subcontratadas por estas organizaciones, así como por ambulancias de apoyo que colaboran con él en sus funciones (Cruz Roja, Protección Civil…) (Figura 4).

– **Modelo basado en telemedicina.** Existe una variante basada en la telemedicina, en la que se envía a una enfermera y a un TTS para que evalúen y valoren la demanda del paciente enviando datos telemáticamente a un médico coordinador que decidirá traslado, tratamiento o envío de recurso avanzado con médico.

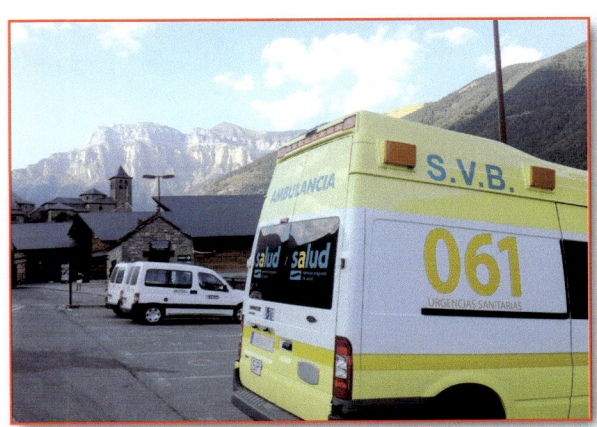

Figura 4. Ambulancia 4x4 adaptada para traslados en terrenos montañosos (USVB en Torla, Huesca).

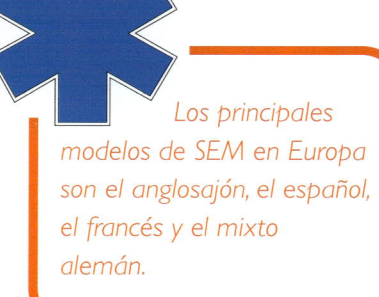

Los principales modelos de SEM en Europa son el anglosajón, el español, el francés y el mixto alemán.

1.3.3. Modelo francés

Es el modelo más extendido a nivel europeo y se conoce como SAMU (Servicio de Atención Médica de Urgencia). Sigue una atención organizada en dos partes: **parte médica y parte no médica.**

La recepción y gestión de las llamadas se realiza mediante un número único de marcación abreviada y la central de coordinación suele situarse en un hospital de referencia desde donde se regula la respuesta inicial y la movilización de recursos, siendo lo habitual desplazar en primer lugar un escalón básico con TTS y, si es necesario, posteriormente uno avanzado con equipo médico.

1.3.4. Modelo alemán

En ciertos países como Alemania, el **modelo es mixto** (francés y anglosajón), donde el primer escalón puede ser paramédico, para posteriormente hacer un escalón básico y luego uno avanzado. En este país destaca la red de transporte aéreo, dotada de 53 helicópteros que, junto con las unidades móviles terrestres, consiguen tiempos de respuesta de entre 10 y 15 minutos.

1.4. Fundamentos básicos de coordinación sanitaria en situaciones de crisis

1.4.1. Sistema de regulación médica

El 061 es un teléfono específico para urgencias y emergencias sanitarias. Está implantado en la mayoría de las comunidades autónomas de nuestro país.

Generalmente, los centros de emergencias 061 realizan tanto el análisis de llamadas como la gestión de recursos, es decir, la toma de decisiones respecto a la mejor solución de la urgencia o emergencia.

En la mayor parte de los centros de coordinación de emergencias 061 se aplica un procedimiento denominado **regulación médica.** Las llamadas de emergencia, tras ser analizadas por los operadores telefónicos o gestores de demanda, son transferidas a médicos especializados (médicos reguladores) quienes, tras realizar una valoración a través de una entrevista telefónica con el demandante y consultar información contenida en bases de datos, toman decisiones respecto a la solución del problema: resolver la incidencia con consejo médico, enviar un médico o un enfermero al domicilio del paciente o enviar una ambulancia de categoría adecuada al problema.

Las **actividades** de los centros de emergencia 061 se pueden resumir en:

– Atención de demanda sanitaria recibida a través del 112.

– Asistencia sanitaria sin movilización de recursos: consejo médico.

– Asistencia sanitaria con movilización de recursos propios: ambulancias básicas, avanzadas, recursos de visita domiciliaria, tanto médicos como de enfermería, o movilización de helicópteros sanitarios.

– Coordinación con medios ajenos: servicios de atención primaria, hospitales, Cruz Roja, Protección Civil, bomberos y cuerpos de seguridad, entre otros.

– Gestión del transporte interhospitalario de pacientes críticos: neonatal y adulto.

– Gestión del transporte sanitario programado y no programado.

– Coordinación de servicios de cobertura de riesgo previsible.

– Información a la población en situaciones especiales (epidemia de gripe A, olas de calor, etc.).

La **ventaja** del modelo 061 es que proporciona **atención telefónica muy especializada** en materia de urgencia y emergencia sanitaria.

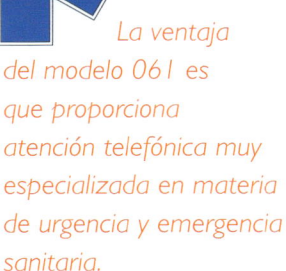

La ventaja del modelo 061 es que proporciona atención telefónica muy especializada en materia de urgencia y emergencia sanitaria.

1.4.2. Sistema de despacho de llamada

El Consejo de Europa, en su resolución 91/396/CEE, de 29 de junio, determinó la adopción del **teléfono 112** como teléfono único para el acceso de los ciudadanos a los servicios de emergencia en los países miembros de la CEE.

La adopción de un número universal, europeo y gratuito para la comunicación de emergencias ha supuesto un paso de gigante para la alerta de los servicios de emergencia.

En su resolución, el Consejo de Europa da libertad a los estados miembros para que den la mejor solución posible a la atención de dicho teléfono.

En el estado español, el Real Decreto 903/1997, de 16 de junio, determina que serán las comunidades autónomas las responsables de la gestión y atención del teléfono único europeo de emergencias 112.

A diferencia del modelo 061, donde se reciben exclusivamente llamadas de tipo sanitario y donde se realizan tanto el análisis de la llamada urgente como la gestión de los recursos, **los centros 112 reciben todo tipo de llamadas de emergencias:**

– Emergencias sanitarias.

– Emergencias policiales.

La ventaja del modelo 112 frente al modelo 061 es que con una sola llamada se puede alertar simultáneamente a todos los servicios de emergencia concernidos en un suceso (emergencia multiagencia).

– Emergencias relativas a rescate y extinción de incendios.

– Emergencias sociales.

– Emergencias medioambientales.

Los centros de emergencia 112 transfieren la información a través de canales preestablecidos a los servicios de emergencia (agencias) de todo tipo, responsables de los sucesos en virtud de las competencias legales, acuerdos y convenios de la resolución.

La **ventaja** del modelo 112 frente al modelo 061 es que **con una sola llamada se puede alertar simultáneamente a todos los servicios de emergencia** concernidos en un suceso (emergencia multiagencia), lo cual es extraordinariamente frecuente, como por ejemplo, en casos de incendios, explosiones, accidentes de tráfico, etc. En caso necesario, el 112 puede transferir la voz de la persona que llama a la agencia o agencias que se determine (Figura 5).

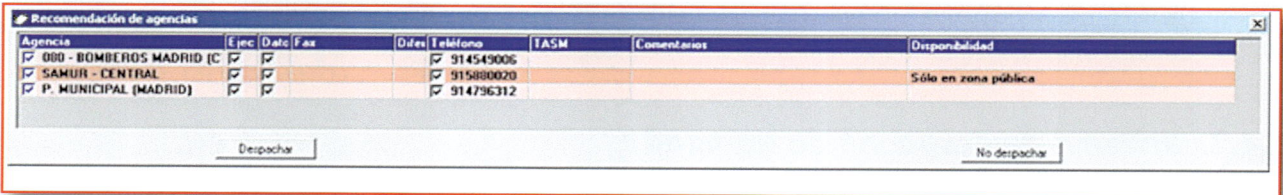

Figura 5. Distribución a las agencias.

Los centros 112 reciben todo tipo de llamadas de emergencias: sanitarias, policiales, relativas a rescate y extinción de incendios, sociales y medioambientales.

Todo ello está **incluido en procedimientos operativos** que permiten tener planificado de antemano cómo actuar ante cualquier tipo de situación de emergencia. De esta manera, la gestión de las incidencias no queda sujeta a la improvisación, ya que responde a decisiones previamente estudiadas y consensuadas.

Los objetivos de sus procedimientos operativos son:

– Es necesario conocer dónde sucede el incidente y qué es lo que ocurre.

– Cada posible incidente debe tener una respuesta normalizada y un nivel de prioridad.

– Todo lo susceptible de ocurrir debe tener asociado un procedimiento.

– Es necesario conocer exactamente dónde actúa cada organismo y para qué actúa.

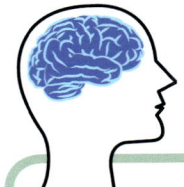

1.5. Procedimientos de coordinación en el centro receptor de llamadas ante situaciones de crisis

1.5.1. Redes integradas de comunicaciones sanitarias

El Centro Coordinador de Urgencias y Emergencias Sanitarias es un dispositivo multidisciplinar integrado en un sistema de asistencia sanitaria destinado a la gestión de los recursos asistenciales precisos para la resolución de cualquier situación (Figura 6).

Las plataformas tecnológicas de las que disponen estos centros están integradas por:

– Telefonía.

– Soporte informático para las aplicaciones:
  • De ubicación manual de los sucesos (ALI-ANI, SIG-GIS).
  • Análisis de la demanda.
  • Propuestas de intervención.
  • Movilización, gestión de recursos y seguimiento de sucesos.

– Integración de la telefonía en la informática (CTI, siglas en inglés de Computering Telephony Integration).

– Redes informáticas.

– Radiocomunicaciones.

Cada servicio de seguridad y emergencias dispone de su propio centro de coordinación y, a su vez, todos ellos están enlazados entre sí gracias a una red telemática y de radiofrecuencia para comunicar de forma remota, aunque la tendencia es a estar agrupados dentro de un mismo espacio físico, como los centros 112.

Cuando todos los organismos llamados a intervenir en un accidente de múltiples víctimas (AMV) o catástrofe hacen acto de presencia en el centro coordinador, se dice que este se encuentra integrado. Por ejemplo, el centro coordinador de operaciones de un plan de emergencias se encuentra integrado por todos los representantes de cada grupo de acción (CECOPI).

1.5.2. Procedimientos de coordinación en el área de crisis

La legislación contempla que ante la aparición de un AMV o una catástrofe, la coordinación de cuantas medidas proceda ejecutar y de los medios movilizados corresponde al Sistema de Protección Civil del ámbito competente.

RECUERDA QUE

El sistema de despacho de llamada está caracterizado dentro de los centros de regulación integrados tipo 112.

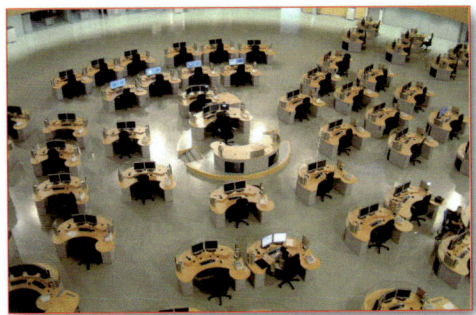

Figura 6. Sala de atención de llamadas 112.

Los centros de coordinación de emergencias están integrados por plataformas tecnológicas de telefonía, informática, CTI, telemática y radiocomunicaciones.

El Sistema de Protección Civil tiene establecidas las competencias para la producción de los planes de emergencias en función del territorio y de cada riesgo. Dentro de cada plan, los distintos servicios que constituyen los grupos de acción cuentan con su propio procedimiento de actuación para estos casos. El área de crisis es aquel espacio destinado a la gestión del AMV o catástrofe integrado por los responsables de los departamentos intervinientes de cada SEM o por los representantes de cada SEM dentro del grupo sanitario que corresponde a los planes de emergencias.

El **procedimiento de actuación** ante un AMV tiene los objetivos de:

— Responder con eficacia ante la situación extraordinaria de desproporción inicial de recursos-necesidades.

— Optimizar los recursos existentes.

— Preservar una capacidad de respuesta para el resto de acontecimientos.

Los contenidos básicos que debe definir son:

— La activación de los equipos de respuesta rápida disponibles en ese momento (continuidad).

— Gestión coordinada del dispositivo que se establezca entre los equipos propios y los de otros servicios (coordinación).

— Movilización de recursos de respuesta diferida y participación de otros servicios (cooperación).

Tales contenidos se desarrollan en proporción al tamaño de la organización y de su comunidad, debiendo contener al menos:

— Las funciones estratégicas y tácticas de la dirección del SEM.

— Las medidas organizativas iniciales que se deben ejecutar sobre el operativo ordinario y en el lugar de intervención para obtener, de los escasos recursos, un alto rendimiento.

— Las medidas asistenciales iniciales propias de un sistema de triaje de alto rendimiento.

— Las funciones de cada responsable y del personal, en general, tanto en el lugar de intervención (puesto de mando sanitario, en el circuito de clasificación y asistencia de víctimas, apoyo logístico, control de ambulancias), en las bases centrales de aprovisionamiento, recepción y envío de los recursos de respuesta diferida, como en los centros de coordinación.

Los procedimientos operativos permiten tener planificado de antemano cómo actuar ante cualquier tipo de situación de emergencia. De esta manera, la gestión de las incidencias no queda sujeta a la improvisación, ya que responde a decisiones previamente estudiadas y consensuadas.

2. LA PROTECCIÓN CIVIL

2.1. Concepto

El concepto de "protección civil" lo encontramos en el primer artículo de la Ley 17/2015, del Sistema Nacional de Protección Civil, que la define como un instrumento de la política de seguridad pública, de servicio público, encargado de proteger a las personas y bienes garantizando una respuesta adecuada ante los distintos tipos de emergencias y catástrofes originadas por causas naturales o derivadas de la acción humana, sea esta accidental o intencionada.

2.2. Orígenes y evolución histórica

Para encontrar el primer antecedente de la protección civil en España tenemos que remontarnos hasta el año **1941** (periodo de "entreguerras"), cuando se crea la Jefatura Nacional de Defensa Pasiva, que tenía la exclusiva finalidad de organizar y dirigir la protección de las poblaciones como consecuencia de posibles ataques aéreos. Dependía de la presidencia del Gobierno al mando de un general del Ejército.

En **1960** nace la primera Dirección General de Protección Civil. Dependía de la presidencia del Gobierno, dirigida por mandos del Ejército. Desaparece como tal en **1967.**

Dentro de un estado constitucional de derecho, en **1980** reaparece la Dirección General de Protección Civil, dependiendo del Ministerio del Interior. También se crea la Comisión Nacional de Protección Civil como órgano consultivo y deliberante en la materia.

Dos grandes acontecimientos de movimientos y concentraciones multitudinarias ocurren en el año 1982: el campeonato mundial de fútbol y la visita del papa Juan Pablo II, los cuales dan a conocer la existencia de la protección civil entre la población española. La necesidad de organizar grupos de voluntarios para la realización de servicios de orden y asistenciales en aquellos acontecimientos masivos propició el primer impulso para la participación ciudadana: los famosos "naranjitos", apelativo cariñoso con el que se conocía al voluntariado de Protección Civil por el color naranja de su uniformidad, que coincidía con la mascota oficial del campeonato de fútbol, Naranjito (Figura 7).

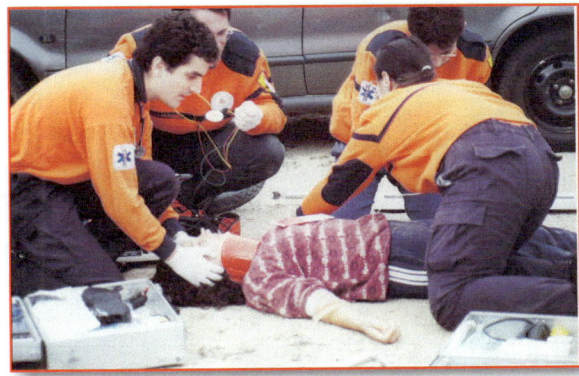

Figura 7. Voluntarios de Protección Civil.

Las primeras acciones de la entonces incipiente Dirección General de Protección Civil se materializaron en la Ley de Protección Civil, promulgada en **1985.** En **1992** se aprobó la Norma Básica de Protección Civil y, en los últimos años, las sucesivas Directrices Básicas de Planificación ante diversos riesgos.

Actualmente, con la publicación de la Ley 17/2015, de 9 de julio, sobre el Sistema Nacional de Protección Civil (BOE núm. 164, de 10 de julio de 2015), que entró en vigor en enero de 2016, se pretende, tal y como se desprende de la lectura de su artículo 1.2: "Establecer el Sistema Nacional de Protección Civil como instrumento esencial para asegurar la coordinación, la cohesión y la eficacia de las políticas públicas de protección civil, y regular las competencias de la Administración General del Estado en la materia".

2.3. Los sistemas de protección civil en el mundo

Los documentos de consulta publicados por el Comité Internacional de la Cruz Roja informan de que: la protección civil surge como consecuencia de los desastres producidos por las guerras. Se articula dentro del Derecho Internacional Humanitario (DIH) para atenuar las pérdidas, los daños y los sufrimientos ocasionados (en la población civil) por la dramática evolución de los métodos y los medios de hacer la guerra. Este esfuerzo se inscribe, asimismo, en el marco general previsto por el Protocolo adicional I de 1977 a los Convenios de Ginebra de 1949 (Protocolo I) relativo a las precauciones que hay que tomar para proteger a la población civil contra los efectos de los ataques. En el IV Convenio de Ginebra de 1949 relativo a la protección debida a las personas civiles en tiempo de guerra ya se concedía a los organismos de protección civil y a su personal, al igual que a las Sociedades Nacionales de la Cruz Roja y de la Media Luna Roja, el derecho a proseguir sus actividades bajo la ocupación extranjera. En el Protocolo I la protección ofrecida a esos organismos abarca todas las situaciones de conflicto armado internacional. Se garantiza su protección en el desempeño de tareas de protección civil y se prevé un signo distintivo que permita identificarlos.

Aunque en el Protocolo adicional II de 1977 a los Convenios de Ginebra de 1949 no se hace directamente referencia a ello, las normas relativas a la protección civil también se deberían respetar en los conflictos armados no internacionales, en virtud de la protección general de que goza la población civil contra los peligros procedentes de operaciones militares (art. 13, pár. 1). La protección civil es, en efecto, un componente esencial de esa protección.

Así, el Protocolo I establece una lista de tareas humanitarias, cuyo objetivo es (art. 61):

— Proteger a la población civil contra los peligros de las hostilidades y de las catástrofes.

— Ayudarla a recuperarse de sus efectos inmediatos.

— Facilitar las condiciones necesarias para su supervivencia.

La lista consta de quince tareas:

– Servicio de alarma.

– Evacuación.

– Habilitación y organización de refugios.

– Aplicación de medidas de oscurecimiento.

– Salvamento.

– Servicios sanitarios, incluidos los de primeros auxilios y asistencia religiosa.

– Lucha contra incendios.

– Detección y señalamiento de zonas peligrosas.

– Descontaminación y medidas similares de protección.

– Provisión de alojamiento y abastecimientos de urgencia.

– Ayuda en caso de urgencia para el restablecimiento y el mantenimiento del orden en las zonas damnificadas.

– Medidas de urgencia para el restablecimiento de los servicios públicos indispensables.

– Servicios funerarios de urgencia.

– Asistencia para la preservación de los bienes esenciales para la supervivencia.

– Actividades complementarias necesarias para el desempeño de cualquiera de las tareas mencionadas.

En Mónaco, el 17 de octubre de 1966, se publica la Constitución por la que queda instituida la Organización Internacional de Protección Civil (OIPC) (Figura 8).

Las finalidades de la organización son las enunciadas en el artículo 2 de dicho texto legal:

a) Establecer y mantener una relación estrecha con las organizaciones dedicadas a la protección y salvamento de personas y bienes.

b) Promover el establecimiento y fomento de un organismo de protección civil en aquellos países en los que no existe, princi-

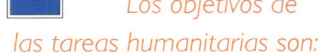

Los objetivos de las tareas humanitarias son:
– Proteger a la población civil contra los peligros de las hostilidades y de las catástrofes.
– Ayudarla a recuperarse de sus efectos inmediatos.
– Facilitar las condiciones necesarias para su supervivencia.

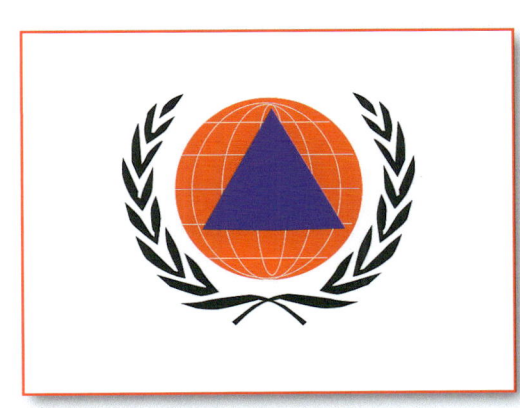

Figura 8. Distintivo de la OIPC.

palmente en los países en vías de desarrollo, y asistir a las autoridades nacionales, a petición de estas, a crear y promover el organismo de protección y salvamento de personas y bienes.

c) Establecer y mantener una colaboración efectiva con las instituciones especializadas, los organismos gubernamentales, las agrupaciones profesionales y demás organizaciones que se juzgue convenientes.

d) Fomentar el intercambio de informaciones, experiencias, incluso de expertos, entre los diferentes países, acerca de la protección y salvamento de personas y bienes.

e) Proporcionar, a solicitud de los estados miembros, la asistencia técnica apropiada, como planes de organización, instructores, expertos, equipos y material necesario.

f) Establecer y mantener los servicios técnicos que se juzgue necesarios, inclusive los centros de documentación, de estudios, de investigación, de equipo, etc.

g) Recopilar y difundir informaciones relativas a la prevención, protección e intervención contra los peligros que pueden amenazar a los núcleos de población como consecuencia de inundaciones, terremotos, aludes, grandes incendios, tempestades, roturas de embalses u otros cataclismos, a consecuencia de la contaminación del aire o del agua, o a causa de ataques mediante artefactos modernos de guerra.

h) Compilar y dar a conocer las labores, investigaciones, estudios y documentación especializada, relativos a la protección y salvamento de personas y bienes.

i) Recoger y difundir informaciones acerca del equipo y material adecuados para la intervención contra los peligros enumerados en el apartado g).

j) Ayudar a los estados miembros a crear en todos los pueblos una opinión pública bien informada en lo que atañe a la necesidad vital de la prevención, protección e intervención en caso de catástrofe.

k) Estudiar y fomentar el intercambio de conocimientos y experiencias sobre las medidas prácticas que deben tomarse a fin de prevenir los daños que pudiere causar cualquier catástrofe.

l) Contribuir a intensificar, en caso de graves catástrofes, los esfuerzos realizados por los diversos organismos y agrupaciones de salvamento y de socorro.

m) Tomar iniciativas de intervención necesaria en zonas devastadas y ayudar a organizar los socorros en caso de catástrofe de gran envergadura.

n) Estudiar y difundir los conocimientos necesarios para la instrucción, formación y equipo de los dirigentes y personal de los organismos especializados en la protección y salvamento de personas y bienes.

o) Estimular las investigaciones en el campo de la protección y salvamento de personas y bienes, mediante la información, la publicación de estudios o cualquier otro medio apropiado.

En la actualidad, el Sistema Internacional de Protección Civil no difiere, en lo esencial, de un país a otro: guardan objetivos, funciones, ámbitos de actuación, estructura funcional y orgánica similares, pues se desarrollan en común desde sus orígenes para la defensa civil ante las grandes catástrofes producidas por las guerras, hasta la actualidad, para la protección y el socorro de las personas y los bienes por esas mismas causas y por las sobrevenidas de modo natural o derivadas de la acción humana en su afán de desarrollo y progreso.

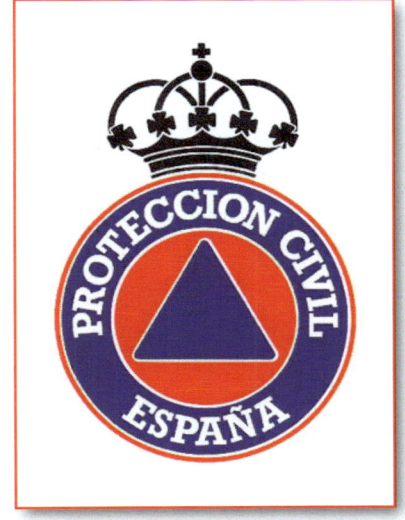

Figura 9. Escudo Protección Civil España.

2.4. **La protección civil en España** (Figura 9)

2.4.1. *Objetivos*

Los objetivos principales de la protección civil son:

– El estudio y prevención de las situaciones de grave riesgo colectivo, catástrofe extraordinaria o calamidad pública en las que pueda peligrar de forma masiva la vida e integridad de las personas.

– La propia protección de estas, los bienes y el medio ambiente en los casos en que aquellas situaciones se produzcan.

2.4.2. *Principios*

La organización y el funcionamiento de los sistemas de Protección Civil se fundamentan en los siguientes principios básicos:

1. La competencia corresponde a las administraciones civiles debido a la universalidad de su acción y a la necesidad de disponer en una situación de emergencia de todos los medios y recursos.

2. Su actuación ha de ser total y permanente ante todas las situaciones de emergencia que puedan presentarse, interviniendo tanto en tiempo de guerra como de paz.

3. La dirección ha de ser única, ejecutando las acciones de forma descentralizada y coordinada en todos los niveles de actuación, a fin de que las decisiones puedan adoptarse con la celeridad y eficacia que requieran las situaciones de emergencia.

4. Deben participar directamente todos los ciudadanos, a través de las diversas formas de autoprotección, del cumplimiento de los mandatos legalmente establecidos o de los deberes cívicos de colaboración en caso de grave riesgo, catástrofe o calamidad pública.

5. Por su carácter de servicio público de ámbito nacional, han de cooperar en el cumplimiento de los fines todos los organismos, instituciones y entidades del sector público, mediante la utilización conjunta de los recursos disponibles o el normal ejercicio de sus respectivas competencias como consecuencia de conciertos de colaboración.

2.4.3. Funciones

El artículo 3 de la Ley 17/2015 dice que:

1. El **Sistema Nacional de Protección Civil (SNPC)** integra la actividad de protección civil de todas las administraciones públicas, en el ámbito de sus competencias, con el fin de garantizar una respuesta coordinada y eficiente mediante las siguientes actuaciones:

   a) Prever los riesgos colectivos mediante acciones dirigidas a conocerlos anticipadamente y evitar que se produzcan o, en su caso, reducir los daños que de ellos puedan derivarse.

   b) Planificar los medios y medidas necesarias para afrontar las situaciones de riesgo.

   c) Llevar a cabo la intervención operativa de respuesta inmediata en caso de emergencia.

   d) Adoptar medidas de recuperación para restablecer las infraestructuras y los servicios esenciales y paliar los daños derivados de emergencias.

   e) Efectuar una coordinación, seguimiento y evaluación del sistema para garantizar un funcionamiento eficaz y armónico del mismo.

2. Las actuaciones del sistema se regirán por los **principios** de colaboración, cooperación, coordinación, solidaridad interterritorial, subsidiariedad, eficiencia, participación, inclusión y accesibilidad universal de las personas con discapacidad.

Las actuaciones funcionales del SNPC se desarrollan en el Título II del citado cuerpo legal; en resumen:

1. **Estudio y previsión de las situaciones de riesgo:**

   Abarca el análisis de las distintas hipótesis susceptibles de provocar situaciones de grave riesgo, catástrofe o calamidad pública, sus orígenes y causas, así como los territorios que pudieran resultar afectados y las consecuencias que tendrían lugar para las personas y sus bienes.

2. **Prevención de riesgos:**

   La prevención comprende la adopción de las medidas necesarias para evitar o disminuir el índice de riesgo, mediante la dotación de los medios y recursos necesarios. Con las medidas de prevención se reduce la frecuencia de aparición o la extensión de los daños que se puedan producir.

3. **Planificación de emergencias:**

   Por medio de los denominados planes de emergencia podemos conocer las acciones que se deben desarrollar ante un supuesto de naturaleza catastrófica, así como el procedimiento, organización y dispositivo de puesta en marcha de aquellas acciones. Todo ello encaminado a reducir los posibles daños a personas y bienes, procurando la adecuada asistencia y socorro a las víctimas.

4. **Actuación en emergencias:**

   Se trata del conjunto de actividades que de forma coordinada, y bajo la dirección de la autoridad competente, son puestas en práctica para avisar a la población y a los servicios públicos de emergencia ante hechos de naturaleza catastrófica, con el fin de ayudar, socorrer y rescatar a las personas afectadas por el siniestro, salvar sus bienes y el medio ambiente, así como garantizar los suministros básicos y el mínimo funcionamiento de los servicios esenciales de la comunidad.

5. **Rehabilitación:**

   Por medio de la tarea de rehabilitación se realizan las acciones destinadas al restablecimiento de los servicios públicos esenciales y de las condiciones ambientales y socioeconómicas indispensables para la vuelta a la normalidad de las poblaciones afectadas.

6. **Formación, información y divulgación:**

   Estas actividades están orientadas a mejorar el conocimiento de los riesgos, de las medidas de prevención y de autoprotección a adoptar por los ciudadanos y del comportamiento

Las actuaciones funcionales del SNPC son: estudio y previsión de las situaciones de riesgo, prevención de riesgos, planificación y actuación en emergencias, rehabilitación, formación, información y divulgación.

a seguir en caso de emergencia. Además, la buena preparación de los servicios de intervención es condición fundamental para el éxito de las actuaciones en emergencias.

El Sistema de Protección Civil está basado en la coordinación, por lo que se plantea la necesidad de elaborar planes de emergencia, entendiendo el término planificación como un sinónimo de organización coordinada, establecida de antemano para poder dar respuestas inmediatas a las distintas situaciones de emergencia que se presenten en los diferentes ámbitos territoriales.

2.4.4. Ámbitos de actuación

Conforme a la actual división administrativa del Estado español, la administración pública del territorio afectado será quien ejerza las funciones competentes otorgadas por la ley. Se contemplan tres ámbitos de actuación:

1. **Nivel estatal:** cuya máxima autoridad le corresponde al Gobierno de España y, por delegación, al Ministerio del Interior, que cuenta con la asesoría y el apoyo de:
   – La Comisión Nacional de Protección Civil.
   – La Red Nacional de Información sobre Protección Civil.
   – El Fondo de Prevención de Emergencias.
   – El Centro Nacional de Seguimiento y Coordinación de Emergencias.

2. **Nivel autonómico:** la máxima autoridad corresponde al presidente de la comunidad autónoma y por delegación a la consejería prevista en el consejo de gobierno autonómico, quienes están auxiliados por la Comisión Autonómica de Protección Civil. La consejería se articula orgánica y funcionalmente en la Dirección General de Protección Civil y esta, a su vez, en las direcciones territoriales.

3. **Nivel local/provincial:** la máxima autoridad le corresponde al alcalde/presidente de la diputación, delegando tales funciones en un concejal/diputado de esta área. Cuentan con el asesoramiento de la comisión local/provincial de Protección Civil y con la participación técnica del servicio municipal/provincial de Protección Civil.

Cuando la situación de emergencia sea de poca magnitud, los medios locales/provinciales pueden hacerse cargo de su resolución con medios propios. No obstante, si el nivel de emergencia afectara a dos o más municipios/provincias, la coordinación de las actuaciones corresponde a la comunidad autónoma. Por tanto, resulta lógico deducir que cuando sean dos o más las comunidades autónomas afectadas o el alcance fuera de interés general del Estado, será este quien asuma las funciones de dirección y coordinación.

Para la consecución de sus fines, Protección Civil dispone de todos los medios y recursos con los que cuentan las distintas administraciones públicas, civiles y militares, considerándose como disponibles permanentemente. Tales efectivos son:

— Los servicios técnicos de Protección Civil y emergencias.

— Los servicios de prevención, extinción de incendios y salvamento, y de prevención y extinción de incendios forestales.

— Las fuerzas y cuerpos de seguridad.

— Los servicios de atención sanitaria de emergencia.

— Las Fuerzas Armadas y, específicamente, la Unidad Militar de Emergencias.

— Los órganos competentes de coordinación de emergencias de las comunidades autónomas.

— Los técnicos forestales y los agentes medioambientales.

— Los servicios de rescate.

— Los equipos multidisciplinares de identificación de víctimas.

— Las personas de contacto con las víctimas y sus familiares (asistencia psicosocial).

— Todos aquellos que dependiendo de las administraciones públicas tengan este fin.

La Ley 17/2015 del Sistema Nacional de Protección Civil regula quiénes son los que gozan del derecho a participar y los llamados a colaborar. Su artículo 3.3 establece que los ciudadanos y las personas jurídicas participarán en el sistema en los términos establecidos en los artículos 7 y 7bis:

Derecho a la participación

1. Los ciudadanos tienen derecho a participar, directamente o a través de entidades representativas de sus intereses, en la elaboración de las normas y planes de protección civil, en los términos que legal o reglamentariamente se establezcan.

2. La participación de los ciudadanos en las tareas de protección civil podrá canalizarse a través de las entidades de voluntariado, de conformidad con lo dispuesto en las leyes y en las normas reglamentarias de desarrollo.

Deber de colaboración

1. Los ciudadanos y las personas jurídicas están sujetos al deber de colaborar, personal o materialmente, en la protección civil, en caso de requerimiento de la autoridad competente.

2. En los casos de emergencia, cualquier persona, a partir de la mayoría de edad.

3. Cuando la naturaleza de las emergencias lo haga necesario, las autoridades competentes en materia de protección civil podrán proceder a la requisa temporal de todo tipo de bienes, así como a la intervención u ocupación transitoria de los que sean necesarios y, en su caso, a la suspensión de actividades. Quienes como consecuencia de estas actuaciones sufran perjuicios en sus bienes y servicios, tendrán derecho a ser indemnizados de acuerdo con lo dispuesto en las leyes.

4. Los servicios de vigilancia y protección frente a riesgos de emergencias de las empresas públicas o privadas se considerarán, a todos los efectos, colaboradores en la protección civil.

5. Los medios de comunicación están obligados a colaborar de manera gratuita con las autoridades en la difusión de las informaciones preventivas y operativas ante los riesgos y emergencias en la forma que aquellas les indiquen y en los términos que se establezcan en los correspondientes planes de protección civil.

Normativa legal

Legislación de ámbito nacional más relevante sobre Protección Civil:

– **Real Decreto 1547/1980,** de 24 de julio, sobre reestructuración de la Protección Civil.

– **Ley Orgánica 4/1981,** de 1 de junio, de los estados de alarma, excepción y sitio.

– **Orden de 14 de septiembre de 1981** sobre creación del distintivo de Protección Civil.

– **Real Decreto 1378/1985,** de 1 de agosto, sobre medidas provisionales para la actuación en situaciones de emergencia en los casos de grave riesgo, catástrofe o calamidad pública.

– **Real Decreto 407/1992,** de 24 de abril, por el que se aprueba la Norma Básica de Protección Civil.

– **Real Decreto 1123/2000,** de 16 de junio, por el que se regula la creación e implantación de Unidades de Apoyo ante Desastres.

– **Real Decreto 967/2002,** de 20 de septiembre, por el que se regula la composición y régimen de funcionamiento de la Comisión Nacional de Protección Civil.

- **Real Decreto 285/2006,** de 10 de marzo, por el que se modifica el Real Decreto 1123/2000, de 16 de junio, antes citado.

- **Real Decreto 416/2006,** de 11 de abril, por el que se establece la organización y el despliegue de la Fuerza del Ejército de Tierra, de la Armada y del Ejército del Aire, así como de la Unidad Militar de Emergencias.

- **Real Decreto 1097/2011,** de 22 de julio, por el que se aprueba el Protocolo de Intervención de la Unidad Militar de Emergencias.

- **Ley 17/2015,** de 9 de julio, del Sistema Nacional de Protección Civil.

- **Ley 36/2015,** de 28 de septiembre, de Seguridad Nacional.

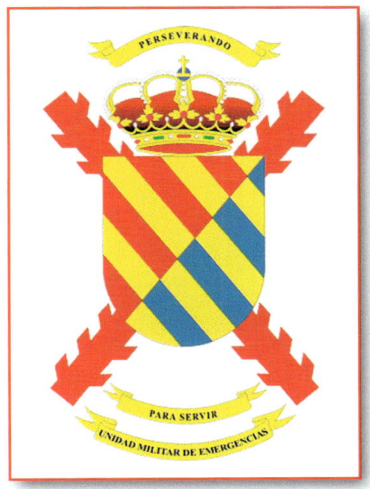

Figura 10. Distintivo de la UME.

3. MECANISMOS INTERNACIONALES DE RESPUESTA A DESASTRES. LA UNIDAD MILITAR DE EMERGENCIAS

Según lo recogido en el informe de la Comisión para la Reforma de las Administraciones Públicas (CORA), el Gobierno aprueba el Real Decreto 701/2013, de 20 de septiembre, de racionalización del sector público, por el cual **suprime las Unidades de Apoyo ante Desastres** de la Dirección General de Protección Civil, a tenor de su artículo 2. Lo explica en el punto III de la exposición de motivos: "Las citadas unidades han dejado de tener sentido debido a la creación de la Unidad Militar de Emergencias, así como por el desarrollo de los módulos de intervención de la Unión Europea ante desastres internacionales y de los homologados por las Naciones Unidas para búsqueda y salvamento en zonas urbanas" (Figura 10).

El informe de la CORA indica que encuentra una "duplicidad parcial" entre ambos cuerpos en la medida en que la UAD ya no tiene espacio interno de actuación desde la creación de la UME, como medio sustancial de apoyo estatal a las comunidades autónomas en caso de desastres (Figura 11).

El documento prevé, además, la creación de la Conferencia Sectorial de Protección Civil, con el fin de alcanzar estrategias compartidas, así como de diseñar e implantar un sistema de evaluación e inspección que se guíe por unos planes comunes.

En esta línea se propone la movilización de equipos y medios de actuación de una comunidad autónoma para

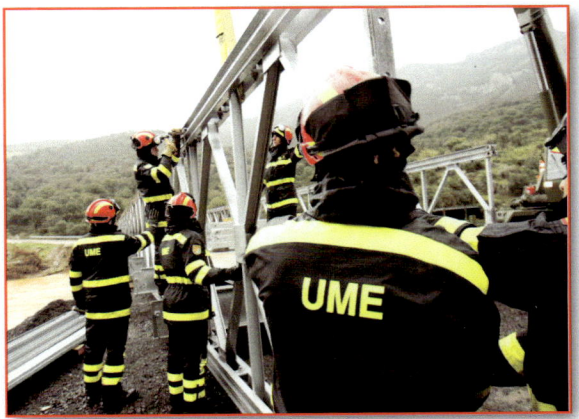

Figura 11. UME; instalación de un puente en Mestanza (Ciudad Real).

atender una situación de emergencia en otra región mediante la celebración de un convenio marco de colaboración en la gestión de emergencias.

Si sumamos la entrada en vigor en enero de 2016 de la nueva Ley del Sistema Nacional de Protección Civil y Emergencias (Ley 17/2015), el nuevo marco normativo se adapta al modelo internacional y europeo para afrontar la respuesta ante desastres de una manera multinacional y bajo estándares comunes para equipos de intervención homologados. Por supuesto que también se extiende dentro del estado español y en cada comunidad autónoma a efectos de cooperación y coordinación.

Según podemos concluir, la evolución de la protección civil continúa adaptándose a las necesidades de nuestro siglo y añade dos valores añadidos a los históricamente existentes desde su creación de protección a las personas y sus bienes en casos de riesgo, catástrofe o calamidad pública:

— La participación multinacional, preferible a la plurinacional.

— La inclusión de la ayuda humanitaria, tal y como se concibe tradicionalmente.

El resultado es un sistema complejo de respuesta organizada, real, ajustada a las necesidades reales, con estándares de calidad y de seguridad para todos los actores, como estudiaremos en los dos capítulos siguientes.

3.1. Naciones Unidas

3.1.1. Oficina de las Naciones Unidas para la Coordinación de Asuntos Humanitarios

La Oficina de las Naciones Unidas para la Coordinación de Asuntos Humanitarios (OCHA) de la Secretaría de Naciones Unidas es la responsable de **movilizar y coordinar la respuesta internacional** de los actores humanitarios ante una emergencia. Las responsabilidades de la OCHA tras un desastre son, a petición del país afectado:

— Valorar las necesidades.

— Remitir a otros organismos las solicitudes de financiación de la ayuda humanitaria.

— Organizar las reuniones de donantes y los dispositivos de seguimiento.

— Supervisar el estado de las contribuciones hechas en respuesta a las solicitudes.

— Enviar informes sobre los acontecimientos a medida que suceden.

La OCHA dispone del Equipo de Evaluación y Coordinación de Desastres de las Naciones Unidas (UNDAC) para responder a nivel internacional de forma ágil y rápida. Este puede desplazarse de manera inmediata al país afectado para colaborar con las autoridades nacionales y locales en la determinación de las necesidades de ayuda y realizar labores de coordinación de la ayuda internacional (Figura 12).

3.1.2. *Grupo Asesor Internacional de Operaciones de Búsqueda y Salvamento*

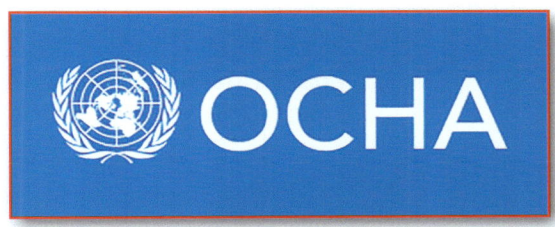

Figura 12. Distintivo de la OCHA.

El acrónimo de este grupo se toma del inglés, International Search and Rescue Advisory Group (INSARAG). Es una red mundial compuesta por más de 80 países bajo la organización de las Naciones Unidas (Figura 13). Se encarga de temas relacionados con **búsqueda y rescate urbano** (USAR) con el objetivo de **establecer normas internacionales mínimas para los equipos USAR** y una metodología para la coordinación internacional de respuesta ante terremotos. Estas normas y metodologías se basan en las guías de INSARAG, aprobadas por la Asamblea General de las Naciones Unidas en su Resolución 57/150 de 2002, cuyo **objetivo** es el "fortalecimiento de la eficacia y de la coordinación de la asistencia internacional a las operaciones de búsqueda y rescate en zonas urbanas".

Sus **funciones** son:

– Ofrecer actividades más efectivas de preparación y respuesta ante emergencias con la finalidad de salvar más vidas, reducir el sufrimiento y minimizar las consecuencias adversas.

– Mejorar la eficiencia de la cooperación entre los equipos USAR internacionales que trabajan en estructuras colapsadas en el lugar del desastre.

– Promover actividades diseñadas con el fin de mejorar la preparación para actividades de búsqueda y rescate en países propensos a desastres, dando prioridad a los países en vías de desarrollo.

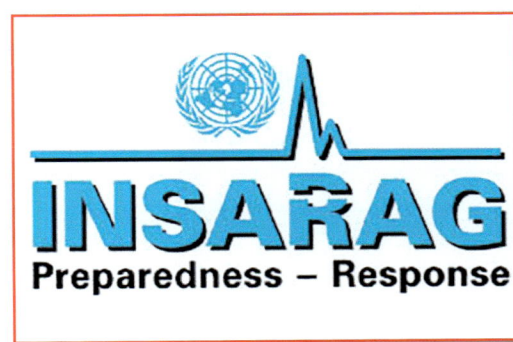

– Desarrollar procedimientos internacionalmente aceptados y sistemas para la cooperación sostenida entre los equipos USAR nacionales que operan en el ámbito internacional.

Figura 13. Distintivo de INSARAG.

– Desarrollar procedimientos USAR, directrices, mejores prácticas y reforzar la cooperación entre las organizaciones interesadas durante la fase de asistencia en las emergencias (Figura 14).

3.1.3. Centro de Coordinación de Operaciones sobre el terreno

El Centro de Coordinación de Operaciones sobre el terreno (OSOCC, del inglés, On-Site Operations Coordination Centre) fue desarrollado por INSARAG para **prestar ayuda a países afectados por un terremoto coordinando los esfuerzos internacionales** de búsqueda y rescate. No obstante, sus valiosas capacidades de gestión hacen de él una herramienta necesaria en cualquier tipo de desastre y su concepto ha sido empleado también en inundaciones, huracanes, tsunamis **y otras emergencias complejas.**

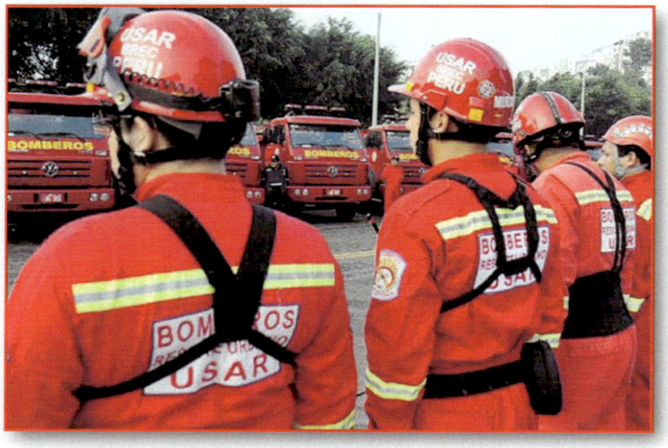

El OSOCC se instala en un país afectado por un desastre con el fin de coordinar las ayudas internacionales y se despliega de forma inmediata en cuanto llegan los equipos de ayuda internacionales USAR o UNDAC (Figura 15).

Sus **objetivos** son:

– Servir de enlace entre los actores internacionales participantes y la autoridad responsable del gobierno del país afectado.

– Establecer un sistema de coordinación y facilitar las actividades de los esfuerzos de ayuda internacionales en la zona afectada por un desastre.

– Proporcionar una plataforma para la cooperación, coordinación y gestión de la información entre las agencias humanitarias internacionales.

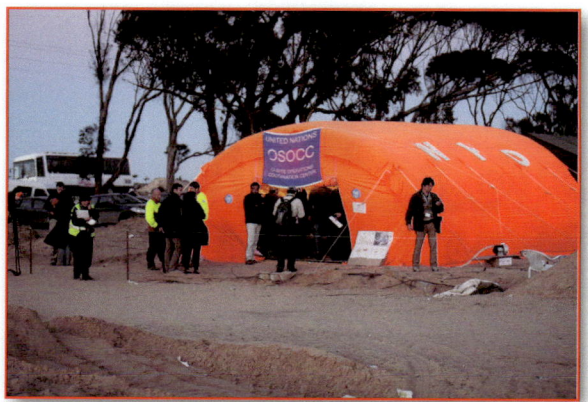

Figura 14. USAR.

Figura 15. OSOCC.

3.2. Mecanismo de Protección Civil de la Unión Europea

La **Oficina Humanitaria de la Comisión Europea (ECHO)** gestiona la ayuda solidaria europea, así como la protección civil y la coordinación de la respuesta del continente ante desastres tanto dentro como fuera de Europa (Figura 16).

La **cláusula de solidaridad del Tratado de Lisboa** (diciembre de 2009) establece que: "La Unión y sus Estados Miembros actuarán conjuntamente con espíritu de solidaridad si un Estado miembro es objeto de un ataque terrorista o víctima de una catástrofe natural o de origen humano. La Unión movilizará todos los instrumentos de que disponga, incluidos los medios militares puestos a su disposición por los Estados Miembros". Esta servirá de base para el desarrollo del Mecanismo de Protección Civil (MPCUE).

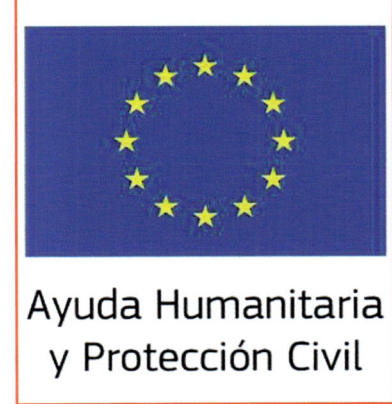

Figura 16. ECHO.

3.2.1. Objetivo

El **objetivo** del MPCUE es mejorar la coordinación de las intervenciones de los servicios de Protección Civil en caso de emergencias graves, debidas a accidentes de carácter natural, tecnológico, radiológico o medioambiental (incluida la contaminación marina accidental), o actos terroristas que sucedan o puedan suceder tanto dentro como fuera de la UE.

3.2.2. Estructura orgánica y funcional

CENTRO DE COORDINACIÓN DE LA RESPUESTA A EMERGENCIAS (ERCC)

– Presta sus servicios a los estados miembros y a la Comisión a fin de alcanzar los objetivos del Mecanismo de la Unión.

– Mantiene una capacidad operativa 24/24 horas.

– Recoge y analiza información de desastres en tiempo real, monitoriza los riesgos, prepara planes para el despliegue de expertos, equipos de intervención y material, y coordina las solicitudes de ayuda con los recursos disponibles.

– Apoya actividades en materia de prevención y preparación.

CAPACIDAD EUROPEA DE RESPUESTA A EMERGENCIAS (CERE)

Es la reserva común voluntaria de capacidades previamente comprometidas por los estados miembros. Comprende los módulos, otras capacidades de respuesta y los especialistas formados.

ESPECIALISTAS FORMADOS

Expertos capaces de organizar y coordinar los equipos de intervención. Se organizan en cuatro categorías:

1. **Expertos técnicos:** para asesorar sobre temas específicos de elevado contenido técnico y sobre los riesgos supuestos.

2. **Expertos de evaluación:** para evaluar la situación y asesorar sobre las medidas convenientes.

3. **Miembros del equipo de coordinación.**

4. **Jefe de coordinación:** estará al frente del equipo de evaluación y coordinación. Actuará de enlace con las autoridades del país afectado, el ERCC, organizaciones internacionales, etc.

SISTEMA COMÚN DE COMUNICACIÓN E INFORMACIÓN DE EMERGENCIA (CECIS)

Permite la comunicación y el intercambio de información entre el ERCC y los puntos de contacto de los estados miembros.

El CECIS lo integran:

1. **Capa de red:** red física que conecta las autoridades competentes con los puntos de contacto de los estados participantes.

2. **Capa de aplicación:** bases de datos y otros sistemas de información necesarios para el funcionamiento de las intervenciones.

3. **Capa de seguridad:** conjunto de sistemas, normas y procedimientos necesarios para garantizar la confidencialidad de los datos.

PUNTOS DE CONTACTO EN LOS ESTADOS MIEMBROS

Son los nodos de unión e intercambio de información entre los estados miembros y el Mecanismo. Distribuyen la información general sobre equipos, expertos, módulos y otros recursos de intervención. El punto de contacto para España es la Dirección General de Protección Civil y Emergencias.

3.3. Módulos del Mecanismo europeo

El **modus operandi** del Mecanismo es mediante la oferta de módulos normalizados de capacidades de protección civil que aportan los estados miembros y de expertos en gestión de emergencias.

La capacidad de respuesta rápida europea se basa en los 17 módulos de protección civil de los estados miembros. La decisión de la Comisión Europea de 29/07/2010 especifica los requisitos generales para la normalización de dichos módulos, que abarcan todas las áreas posibles de atención a las emergencias. Para nuestro estudio las podemos agrupar en tres áreas de acción:

– **Intervención operativa:** equipos de búsqueda y rescate urbano, lucha contra incendios, inundaciones.

– **Asistencia sanitaria:** evacuación médica, puesto médico avanzado.

– **Logística:** refugios temporales de emergencia, bombeo de alta capacidad o depuración de agua.

3.4. Unidad Militar de Emergencias

Las bases iniciales para la colaboración de las Fuerzas Armadas con el Sistema de Protección Civil se establecen en la Directiva para la Defensa Nacional 1/2004, de 30 de diciembre, por la cual se decidió optar por la creación de una unidad militar para preservar la seguridad y el bienestar de los ciudadanos en caso de catástrofe, calamidad, grave riesgo u otras necesidades públicas.

3.4.1. Concepto y objetivos

La **Unidad Militar de Emergencias** es una **fuerza conjunta,** organizada con carácter permanente, que tiene como misión la **intervención** en cualquier lugar del **territorio nacional para contribuir a la seguridad y al bienestar de los ciudadanos,** junto con las instituciones del Estado y las administraciones públicas conforme a lo establecido en la Ley Orgánica 5/2005, de 17 de noviembre, de la Defensa Nacional y el resto de la legislación vigente (Figura 17).

La intervención de la UME podrá ser ordenada cuando se produzca alguna situación de emergencia con carácter grave, con independencia de que sea de interés nacional o no, aunque **no tiene prevista,** por el momento, su

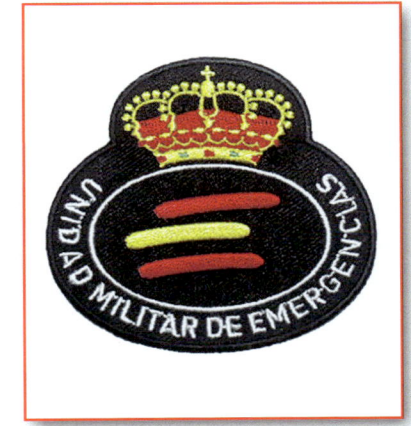

Figura 17. Escudo de la UME.

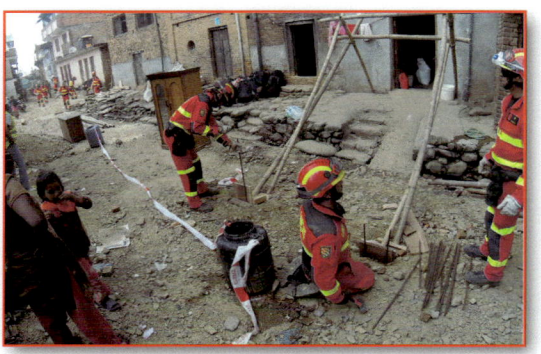

Figura 18. Operación en Nepal.

intervención en el mar, salvo que lo solicite el Ministerio de Fomento. También está facultada para realizar misiones en el **exterior** del territorio nacional (Figura 18).

Se identifica por su:

– Capacidad de mando y control de todos sus medios, independientemente de su entidad.

– Flexibilidad y capacidad de actuación en todo tipo de emergencias.

– Total autonomía logística en cualquier tipo de intervención.

– Capacidad de respuesta y empleo en masa, lo que garantiza la rápida intervención en cualquier parte del territorio nacional al concentrar medios de todas las unidades de la UME en la zona de emergencia.

– Esfuerzo sostenido; es decir, capacidad para ser empleada de forma continuada, tanto autónomamente como en apoyo de otros organismos.

– Capacidad de canalizar y dirigir todos los medios que las Fuerzas Armadas dispongan para emergencias.

– Capacidad de interactuar con el resto de servicios de emergencias, independientemente de su procedencia.

– Capacidad de proyección al exterior para actuar en cualquier misión relacionada con emergencias.

3.4.2. *Estructura orgánica y funcional*

La UME se estructura orgánicamente en:

– Un cuartel general (BA de Torrejón de Ardoz, Madrid).

– Un regimiento de apoyo e intervención en emergencias, especializado en emergencias tecnológicas y medioambientales (BA de Torrejón de Ardoz, Madrid).

– Un batallón de transmisiones (BA de Torrejón de Ardoz, Madrid).

– Cinco batallones de intervención en emergencias, desplegados en bases aéreas, y del Ejército de Tierra, por Madrid, Sevilla (este se despliega en dos destacamentos, en Las Palmas de Gran Canaria y Santa Cruz de Tenerife), Valencia, Zaragoza y León.

Su estructura funcional es la siguiente:

– Capacidad de **mando y control:** desde el puesto de mando fijo del cuartel general de la UME, mediante el empleo avanzado de sistemas de información y telecomunicaciones (CIS), cuyo centro neurálgico es el Sistema Integrado Militar de Gestión de Emergencias (SIMGE), para gestionar la emergencia desde su perspectiva global, anexado a la Red Nacional de Emergencias (RENEM). Se escalona en:
  • Puesto de mando ligero: en operaciones de nivel 2 sobre el terreno.
  • Puesto de mando de nivel operacional: en operaciones de nivel 3 (interés nacional), proyectable fuera del cuartel general con carácter temporal.

– **Lucha contra incendios forestales:** ejecutando técnicas avanzadas, empleo de medios generales, tanto terrestres pesados y ligeros como aéreos (helicópteros y aviones anfibios) (Figuras 19 y 20).

– **Grandes inundaciones:** con recursos técnicos de ingeniería y reparación para la contención, achiques, vías de comunicación. Búsqueda y salvamento acuático. Cuenta con medios de obras públicas, puentes logísticos, embarcaciones rígidas y neumáticas, junto con material más específico (Figuras 21-23).

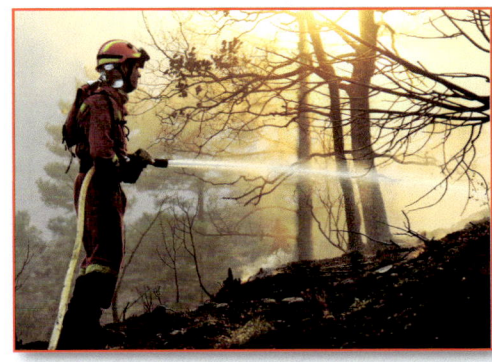

Figura 19. Lucha contra incendios forestales.

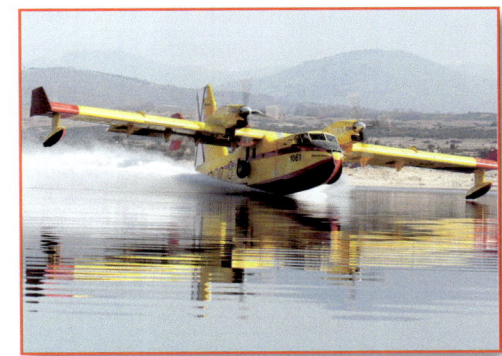

Figura 20. Hidroavión.

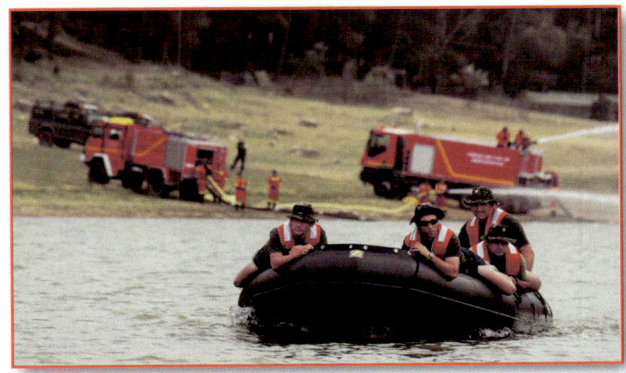

Figura 21. Intervención en inundaciones.

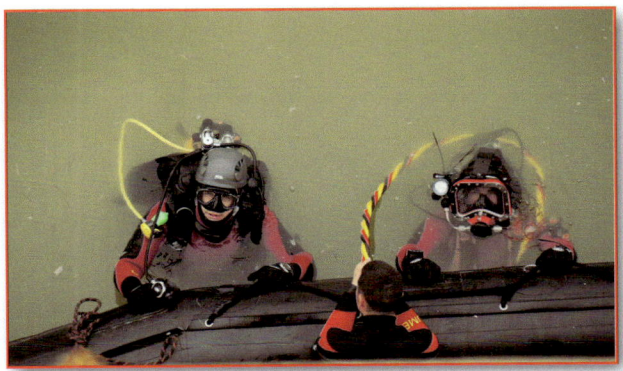

Figura 22. Búsqueda subacuática.

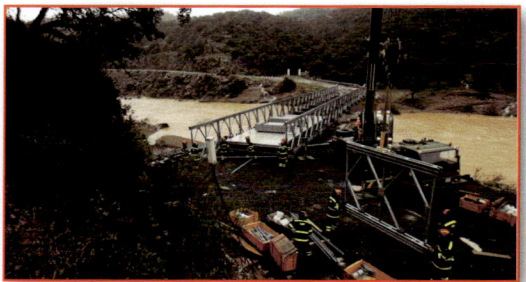

Figura 23. Puente de emergencia.

– **Grandes nevadas y otros fenómenos meteorológicos:** restablecimiento de la viabilidad de la red principal de carreteras y transportes, asistencia a poblaciones aisladas y búsqueda y rescate. Dispone de máquinas quitanieves, esparcidores de fundentes, transportes orugas, helicópteros, equipos de montaña y cinológicos (Figuras 24-26).

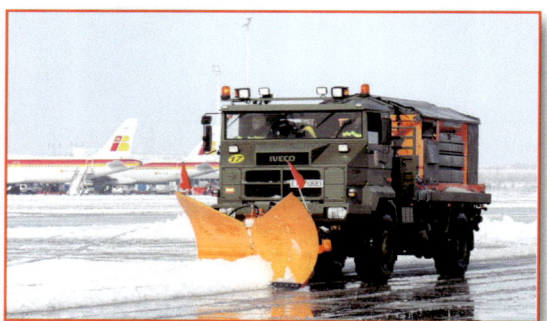

Figura 24. Retirada de nieve en un aeropuerto.

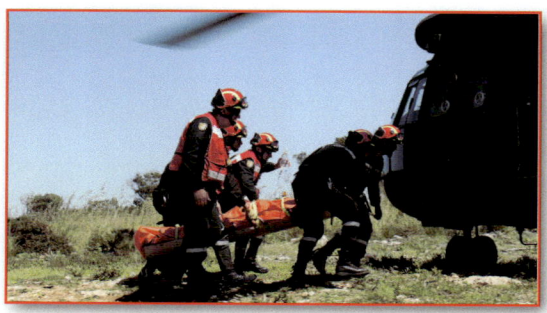

Figura 25. Evacuación sanitaria en helicóptero.

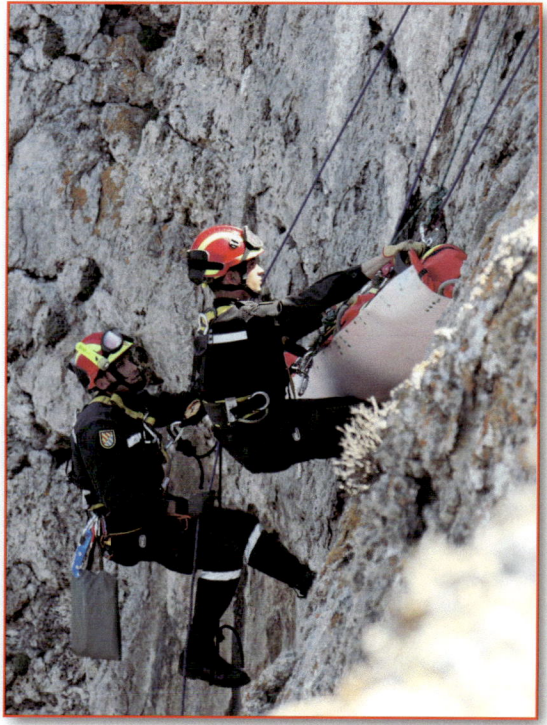

Figura 26. Rescate en montaña.

– **Seísmos, erupciones volcánicas y deslizamientos del terreno:** asistencia a la población afectada, búsqueda y rescate de personas desaparecidas o sepultadas. Cuenta con sistemas de apuntalamiento y desescombro, así como con equipos técnicos y cinológicos USAR (Figuras 27 y 28).

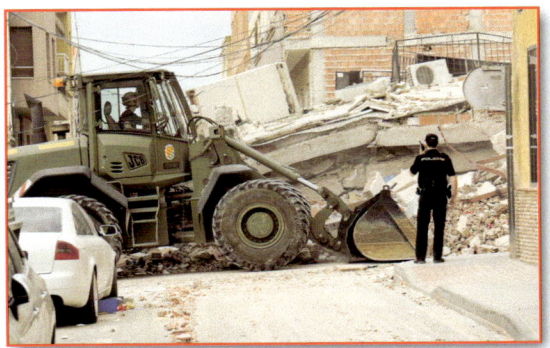

Figura 27. Estructura colapsada.

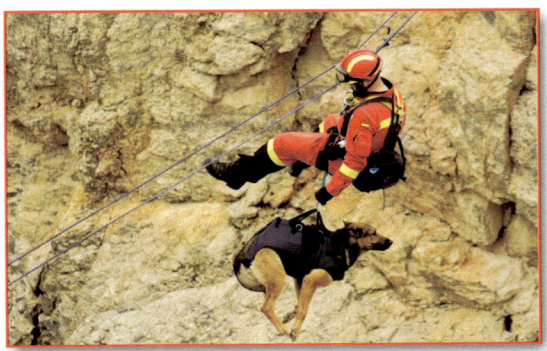

Figura 28. Binomio cinológico.

– **Riesgos tecnológicos o contaminación del medio ambiente:** aislamiento de zonas afectadas, detección e identificación de amenazas NRBQ, asistencia y evacuación de víctimas en estos ambientes, contando con una unidad especializada (Figura 29).

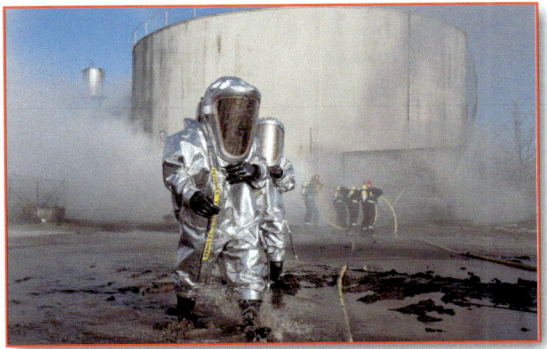

Figura 29. Intervención contra riesgos tecnológicos.

– **Atentados terroristas y actos ilícitos o violentos:** para preservar la seguridad y el bienestar de los ciudadanos, infraestructuras críticas o instalaciones peligrosas.

– **Apoyo a la población civil afectada por una catástrofe:** desplegando el apoyo logístico necesario de alojamiento, manutención y otras necesidades básicas (Figura 30).

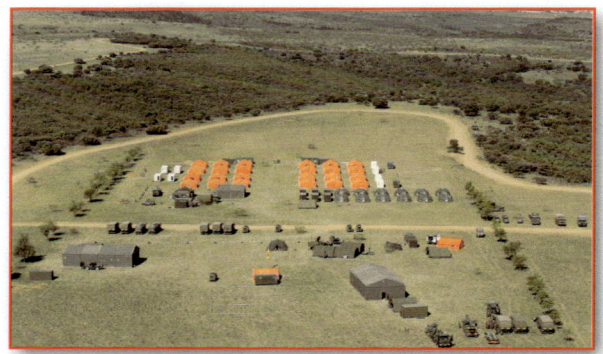

Figura 30. Despliegue de un albergue modular.

Resumen

– El SEM es el primer eslabón de la cadena asistencial sanitaria para el paciente con patología urgente o emergente, incluso en catástrofes.

– El principal objetivo que tiene que cumplir cualquier SEM debe ir encaminado a: reducir el tiempo de respuesta y prestar un nivel de atención adecuado.

– Regulación médica: las llamadas de emergencia, tras ser analizadas por los operadores telefónicos o gestores de demanda, son transferidas a médicos especializados (médicos reguladores) quienes, tras realizar una valoración a través de una entrevista telefónica con el demandante y consultar información contenida en bases de datos, toman decisiones respecto a la solución del problema.

– El sistema de despacho de llamada está caracterizado dentro de los centros de regulación integrados tipo 112.

– Los centros 112 reciben todo tipo de llamadas de emergencias: sanitarias, policiales, relativas a rescate y extinción de incendios, sociales y medioambientales.

– La ventaja del modelo 061 es que proporciona atención telefónica muy especializada en materia de urgencia y emergencia sanitaria.

– La ventaja del modelo 112 frente al modelo 061 es que con una sola llamada se pueden alertar simultáneamente a todos los servicios de emergencia concernidos en un suceso (emergencia multiagencia).

– Los procedimientos operativos permiten tener planificado de antemano cómo actuar ante cualquier tipo de situación de emergencia. De esta manera, la gestión de las incidencias no queda sujeta a la improvisación, ya que responde a decisiones previamente estudiadas y consensuadas.

– Los centros de coordinación de emergencias están integrados por plataformas tecnológicas de telefonía, informática, CTI, telemática y radiocomunicaciones.

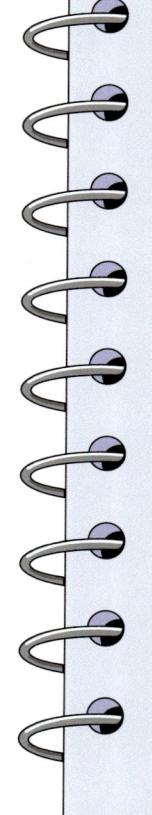

- El concepto de "protección civil" lo encontramos en el primer artículo de la Ley 17/2015, del Sistema Nacional de Protección Civil, que la define como un instrumento de la política de seguridad pública, de servicio público, encargada de proteger a las personas y bienes garantizando una respuesta adecuada ante los distintos tipos de emergencias y catástrofes originadas por causas naturales o derivadas de la acción humana, sea esta accidental o intencionada.

- Los objetivos de las tareas humanitarias son:
  • Proteger a la población civil contra los peligros de las hostilidades y de las catástrofes.
  • Ayudarla a recuperarse de sus efectos inmediatos.
  • Facilitar las condiciones necesarias para su supervivencia.

- Los objetivos principales de la protección civil son:
  • El estudio y prevención de las situaciones de grave riesgo colectivo, catástrofe extraordinaria o calamidad pública en las que pueda peligrar de forma masiva la vida e integridad de las personas.
  • La propia protección de estas, los bienes y el medio ambiente en los casos en que aquellas situaciones se produzcan.

- La Unidad Militar de Emergencias es una fuerza conjunta, organizada con carácter permanente, que tiene como misión la intervención en cualquier lugar del territorio nacional para contribuir a la seguridad y al bienestar de los ciudadanos, junto con las instituciones del Estado y las administraciones públicas.

GLOSARIO

Coordinar: combinar medios técnicos y personas y dirigir sus trabajos para llevar a cabo una acción común siguiendo un método o sistema determinado.

Emergencia: situación fuera de control que se presenta por el impacto de un desastre.

Procedimiento: método o modo de ejecutar una cosa.

Regulación médica: tras un primer análisis técnico de la demanda, el médico presente en los CCE, se informa y toma decisiones, mediante entrevista directa con el demandante.

Sistema de Emergencias: conjunto ordenado de medios, recursos, normas y procedimientos que regulan el funcionamiento de las estructuras y servicios encargados de responder ante una situación fuera de control resultante de un desastre.

Transporte sanitario programado: aquel que se ejecuta sobre un paciente conocido siguiendo unas instrucciones previamente establecidas por el servicio médico.

A B R E V I A T U R A S   Y   S I G L A S

ALI-ANI: Automatic Location Identification-Automatic Number Identification. Sistema automatizado que facilita información sobre el teléfono que llama (ANI) y su localización (ALI).

AMV: accidente con múltiples víctimas.

BA: base aérea.

CECIS: Sistema Común de Comunicación e Información de Emergencia.

CECOPI: Centro de Coordinación Operativa Integrado.

CERE: Capacidad Europea de Respuesta a Emergencias.

CIS: sistema de información y comunicaciones.

CORA: Comisión para la Reforma de las Administraciones Públicas.

CTI: Computering Telephony Integration (integración de la telefonía en la informática).

DIH: Derecho Internacional Humanitario.

ECHO: Dirección General de Ayuda Humanitaria y Protección Civil.

ERCC: Centro de Coordinación de la Respuesta a Emergencias.

INSARAG: International Search and Rescue Advisory Group (Grupo Asesor de Intervención y Operaciones de Búsqueda y Salvamento).

OCHA: Oficina de Naciones Unidas para la Coordinación de Asuntos Humanitarios.

OSCC: Centro de Coordinación de Operaciones sobre el terreno.

RENEM: Red Nacional de Emergencias.

SAMU: Servicio de Atención Médica de Urgencia.

SEM: sistema de emergencias médicas.

SIG-GIS: sistema de información geográfica (Geographic Information System).

SIMGE: Sistema Integrado Militar de Gestión de Emergencias.

SNPC: Sistema Nacional de Protección Civil.

TIC: Tecnologías de Información y Comunicación.

TTS: Técnico de transporte sanitario.

UAD: Unidad de Apoyo ante Desastres.

UE: Unión Europea.

UME: Unidad Militar de Emergencias.

UNDAC: Equipo de Evaluación y Coordinación de Desastres Naturales.

USAR: Unidad de Búsqueda y Salvamento urbano.

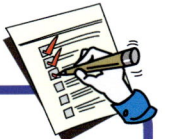

EVALÚATE TÚ MISMO

1. Respecto a las siguientes afirmaciones sobre el SEM, indica cuál es la correcta:

- ❑ a) Es el primer eslabón de la cadena asistencial sanitaria para el paciente con patología urgente o emergente.
- ❑ b) Es el primer eslabón de la cadena de respuesta integral a las emergencias.
- ❑ c) Es el eslabón que requiere de mayor asignación presupuestaria dentro de la asistencia sanitaria.
- ❑ d) Es el primer eslabón de la cadena asistencial sanitaria solo para pacientes con patologías urgentes.

2. El principal objetivo que debe cumplir cualquier sistema de emergencias médicas debe ir encaminado a:

- ❑ a) Reducir el tiempo de respuesta y prestar un nivel de atención adecuado.
- ❑ b) Reducir el tiempo de respuesta y prestar un nivel de atención avanzado.
- ❑ c) Implementar el tiempo de respuesta para mejorar el nivel de atención.
- ❑ d) Garantizar un tiempo de respuesta adecuado en consonancia con el nivel de atención necesario.

3. La regulación médica consiste en:

- ❑ a) Analizar la llamada de urgencia/emergencia, valorar médicamente el caso, consultar la información disponible y tomar una decisión para solucionar el problema.
- ❑ b) Las llamadas de emergencia, tras ser analizadas por los operadores telefónicos o gestores de demanda, son transferidas a médicos especializados (médicos reguladores).
- ❑ c) Los médicos especializados (médicos reguladores), tras realizar una valoración médica a través de una entrevista telefónica con el demandante y consultar información contenida en bases de datos, toman decisiones respecto a la solución del problema.
- ❑ d) Los médicos reguladores, tras realizar una valoración telefónica con el demandante, trasladan el problema a la ambulancia que llegue primero.

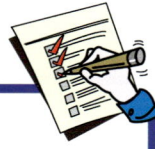

4. El sistema de despacho de llamada está caracterizado dentro de:
- ❏ a) Los centros de atención de llamadas tipo 061.
- ❏ b) Los centros de regulación integrados tipo 112.
- ❏ c) Las llamadas no se despachan, se trasladan telemáticamente al servicio competente.
- ❏ d) Los centros de coordinación operativa integrados.

5. Sobre los centros de llamadas de emergencias tipo 112, indica cuál es correcta:
- ❏ a) Reciben solo llamadas de emergencias sanitarias y relativas a rescate y extinción de incendios.
- ❏ b) Solo funcionan en España para atender emergencias, mientras que la atención de problemas de seguridad se resuelven a través del 091.
- ❏ c) La llamada se atiende mediante un sistema informatizado de atención telefónica que indica al demandante las teclas que debe pulsar según un menú que se le ofrece.
- ❏ d) Reciben todo tipo de llamadas de emergencias: sanitarias, policiales, relativas a rescate y extinción de incendios, sociales y medioambientales.

6. La ventaja del modelo 112 frente al modelo 061 es que:
- ❏ a) El número se memoriza más fácilmente.
- ❏ b) Dispone de una plataforma tecnológica de mayor calidad.
- ❏ c) Con una sola llamada se pueden alertar simultáneamente a todos los servicios de emergencia concernidos en un suceso (emergencia multiagencia).
- ❏ d) Sus procedimientos operativos se han diseñado precisamente para perfeccionar el modelo 061.

7. Los centros de coordinación de emergencias están integrados por:
- ❏ a) Sistemas avanzados de seguridad en las telecomunicaciones.
- ❏ b) La red de comunicaciones TETRA y TETRAPOL.
- ❏ c) Plataformas tecnológicas de telefonía, informática, CTI, telemática y radiocomunicaciones.
- ❏ d) Tecnologías de acceso a la información y a las comunicaciones (TIC) "sin barreras".

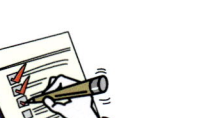

8. El Sistema Nacional de Protección Civil se define como (señala la más completa):

❑ a) Un instrumento de servicio público encargado de proteger a las personas y bienes garantizando una respuesta adecuada ante los distintos tipos de emergencias y catástrofes originadas por causas naturales o derivadas de la acción humana, sea esta accidental o intencionada.

❑ b) Un instrumento de la política de seguridad pública, de servicio público, encargada de proteger a las personas y bienes garantizando una respuesta adecuada ante los distintos tipos de emergencias y catástrofes originadas por causas naturales o derivadas de la acción humana, sea esta accidental o intencionada.

❑ c) Un instrumento de servicio público encargado de proteger a las personas y bienes garantizando una respuesta adecuada ante los distintos tipos de emergencias y catástrofes.

❑ d) Un instrumento de servicio público encargado de proteger a las personas y bienes garantizando una respuesta adecuada ante catástrofes.

9. Los objetivos de las tareas humanitarias son:

❑ a) Proteger a la población civil contra los peligros de las hostilidades y de las catástrofes.

❑ b) Ayudarla a recuperarse de sus efectos inmediatos.

❑ c) Facilitar las condiciones necesarias para su supervivencia.

❑ d) Todas las respuestas anteriores son correctas.

10. Las actuaciones funcionales del SNPC son:

❑ a) Estudio y previsión de las situaciones de riesgo, prevención de riesgos, planificación y actuación en emergencias, rehabilitación, formación, información y divulgación.

❑ b) Estudio y previsión de las situaciones de riesgo, prevención de riesgos, planificación y actuación en emergencias, rehabilitación e información.

❑ c) Previsión de las situaciones de riesgo, prevención de riesgos, actuación en emergencias, formación, información y divulgación.

❑ d) Estudio y previsión de las situaciones de riesgo, planificación y actuación en emergencias, rehabilitación, formación, información y divulgación.

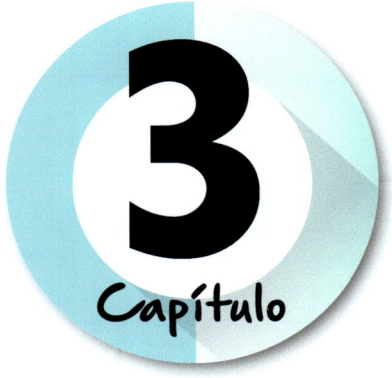

3
Capítulo

ACCIÓN HUMANITARIA Y AYUDA HUMANITARIA

José Félix Hoyo Jiménez

Tras el estudio de este capítulo podrá aprender los principios y procedimientos básicos sobre ayuda humanitaria en catástrofes, así como todo lo necesario para participar en una acción de este tipo dentro de cualquier organización que se despliegue en el país afectado, bien sea para cooperar en aliviar la situación tras los primeros días posteriores al suceso y por un corto espacio de tiempo, o con vocación de permanencia, en acciones más complejas y perdurables.

El índice de contenidos expone los principios clave y los procedimientos que siguen las instituciones internacionales de acción humanitaria, dentro de un marco legislativo, para desplegar y gestionar los primeros espacios improvisados de albergue, suministros y abastecimientos según los acuerdos adoptados para que cada organización y acción cumpla con unos estándares mínimos de calidad.

Puede que en algún momento de su carrera profesional sienta la necesidad de participar voluntariamente o sea requerido en algún proyecto de esta índole, por lo que es el momento de adquirir los conocimientos suficientes para poder desarrollar su cometido con éxito. Además, puede ampliarlos considerablemente consultando los códigos QR y los enlaces que se ofrecen al final, pues permiten profundizar en esta apasionante especialidad de la sanidad cargada de esfuerzo, motivación y altruismo (Figura 1).

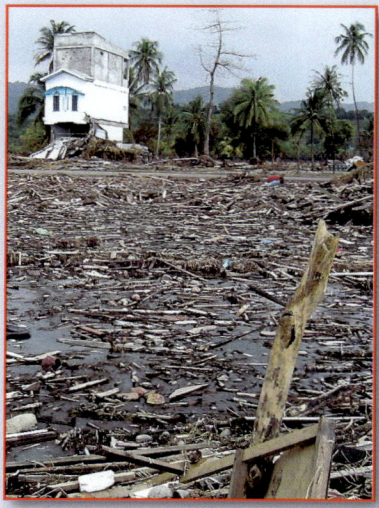

Figura 1. Destrucción tras el tsunami en Banda Aceh, Indonesia.

I. PRINCIPIOS Y PROCEDIMIENTOS

Se define como **acción humanitaria (AH)** al conjunto diverso de acciones de ayuda a las víctimas de desastres (catástrofes naturales, epidemias y conflictos armados o emergencias complejas), cuya magnitud supera la capacidad de respuesta de las autoridades nacionales.

http://www.medicosdelmundo.org

La AH ha cambiado mucho en los últimos años. Hoy en día está separada ampliamente del concepto estricto de caridad, requiriendo una elevada especialización y profesionalización, con objeto de mejorar el impacto en las poblaciones diana.

Acción humanitaria es un término más amplio que la ayuda de emergencia y la ayuda humanitaria. Incluye no solo la provisión de bienes y servicios básicos para la subsistencia, sino también, sobre todo en emergencias complejas, la protección de las víctimas y de sus derechos fundamentales, el testimonio, la denuncia, la presión política y el acompañamiento. Estas acciones se complementan, a veces, con las destinadas a frenar el proceso de desestructuración socioeconómica de la comunidad, causa última del impacto real en diferentes entornos, y con la reducción de riesgo en desastres.

La **ayuda humanitaria,** según la normativa europea, constituye "un instrumento a corto plazo (de 6 meses como máximo) que persigue los siguientes **objetivos** principales:

— Salvar vidas humanas en situaciones de emergencia o inmediatamente posteriores.

— Suministrar asistencia y socorro a las poblaciones afectadas por crisis más prolongadas, en particular como consecuencia de conflictos o guerras.

— Ejecutar entre las actividades inmediatamente posteriores a la emergencia trabajos de rehabilitación y de reconstrucción a corto plazo, en especial de infraestructura y equipos.

— Hacer frente a las consecuencias de los desplazamientos de poblaciones mediante acciones de repatriación y ayuda a la reinstalación, si procede.

— Garantizar una preparación ante los riesgos de que se trate y utilizar un sistema de alerta rápida y de intervención adecuada.

— Además de ello, en el marco de la ayuda humanitaria pueden financiarse actividades destinadas a mejorar su aplicación, como son los estudios preparatorios de viabilidad, la evaluación de proyectos, las iniciativas para aumentar el conocimiento de la problemática humanitaria y el refuerzo de la coordinación entre la comunidad y los estados".

http://www.un.org/es/aboutun/untoday/humanitarian.shtml

http://www.un.org/es/sections/what-we-do/deliver-humanitarian-aid/index.html

2. INSTITUCIONES INTERNACIONALES DE ACCIÓN HUMANITARIA

La AH puede prestarse a través de **organismos u organizaciones multinacionales** (ONU, Unión Europea), **organismos especializados de los estados** (USAID, DFID, AECID), **organizaciones no gubernamentales internacionales** (IFRC y sociedades de la Cruz Roja y la Media Luna Roja, MSF, MDM, OXFAM, ACF, BRAC, CARE, SAVE THE CHILDREN, PLAN, CÁRITAS, AMREF, HANDICAP, IMC…) u **organismos o empresas privadas.**

La **Oficina para la Coordinación de Asuntos Humanitarios** (OCHA), dependiente de la Secretaría de la ONU, es responsable de la coordinación de las respuestas a emergencias. Realiza esta función a través del **Comité Permanente Interagencial** (IASC), entre cuyos miembros se encuentran las entidades del sistema de la ONU con mayor responsabilidad a la hora de proporcionar ayuda de emergencia. Las cuatro agencias que desempeñan este

http://www.unocha.org

La máxima organización internacional especializada en acción humanitaria es la OCHA, que realiza su función, principalmente, a través de las entidades con mayor responsabilidad dentro del sistema ONU: PNUD, ACNUR, UNICEF y PMA.

https://www.boe.es/legislacion/enlaces/documentos/ue/Trat_lisboa.pdf

papel son: **el Programa de las Naciones Unidas para el Desarrollo (PNUD, UNFPA), la Agencia de la ONU para los Refugiados (ACNUR, UNHCR), el Fondo de las Naciones Unidas para la Infancia (UNICEF) y el Programa Mundial de Alimentos (PMA, WFP).** El enfoque coordinado de todo el sistema en la ayuda de emergencia es pieza esencial para proporcionar asistencia rápida y eficiente a la población damnificada.

La ejecución de estas acciones pretende vehiculizarse de una manera coordinada entre **todos** los actores presentes en las emergencias a través del sistema de **Emergency Medical Teams,** equipos preposicionados y certificados capaces de desplazarse a una emergencia internacional en un periodo de tiempo mínimo con capacidades previstas de acuerdo a las fases y el tipo de desastre.

El **Departamento de Ayuda Humanitaria y Protección Civil de la Comisión Europea (ECHO)** tiene como objetivo salvar y preservar vidas, prevenir y aliviar el sufrimiento humano y salvaguardar la integridad y la dignidad de las poblaciones afectadas por desastres naturales y crisis producidas por el hombre. La ayuda de la UE, una de las mayores del mundo, se contempla en el marco del **Tratado de Lisboa.** El apoyo de los ciudadanos de la UE se une como expresión de solidaridad con cualquier persona o personas del mundo que lo necesiten.

La ejecución de esta ayuda se plasma en los equipos de **Protección Civil,** consistentes en la ayuda gubernamental entregada en el periodo inmediatamente posterior a un desastre. Puede tomar forma de ayuda en especie, con el despliegue de equipos especialmente equipados, o con la evaluación y coordinación por parte de expertos enviados al terreno.

3. LEGISLACIÓN

Las intervenciones en situación de conflicto o catástrofe se rigen por el **Derecho Internacional Humanitario (DIH) y la Declaración Universal de los Derechos Humanos,** en torno a unos principios generales ampliamente aceptados (Figura 2).

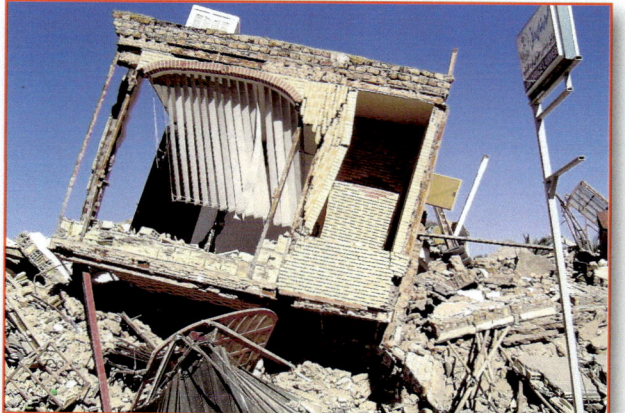

Figura 2. Imagen de una casa destruida en el terremoto de Bam, Irán.

3.1. Principios generales

Humanidad: se debe aliviar el sufrimiento humano dondequiera que sea necesario. El objetivo de la AH es proteger la vida y la salud, y garantizar el respeto hacia el ser humano.

Imparcialidad: la AH debe atender a las personas únicamente en función de sus necesidades, dando prioridad a los casos de necesidad más urgentes, con independencia de cualquier otro criterio que suponga discriminación por nacionalidad, raza, sexo, creencia religiosa, clase social o ideología política, sin ningún tipo de distinción adversa.

Independencia: la AH debe ser independiente de objetivos políticos, económicos, militares u otros que cualquier actor pueda tener con respecto a zonas donde se presta asistencia humanitaria.

Neutralidad: los actores humanitarios deben abstenerse de tomar partido en las hostilidades e involucrarse en las controversias de orden político, racial, religioso o ideológico.

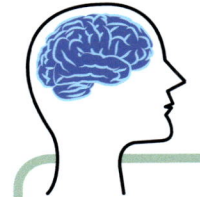

RECUERDA QUE

En Europa, la organización encargada de la AH es el Departamento de Ayuda Humanitaria y Protección Civil de la Comisión Europea (ECHO).

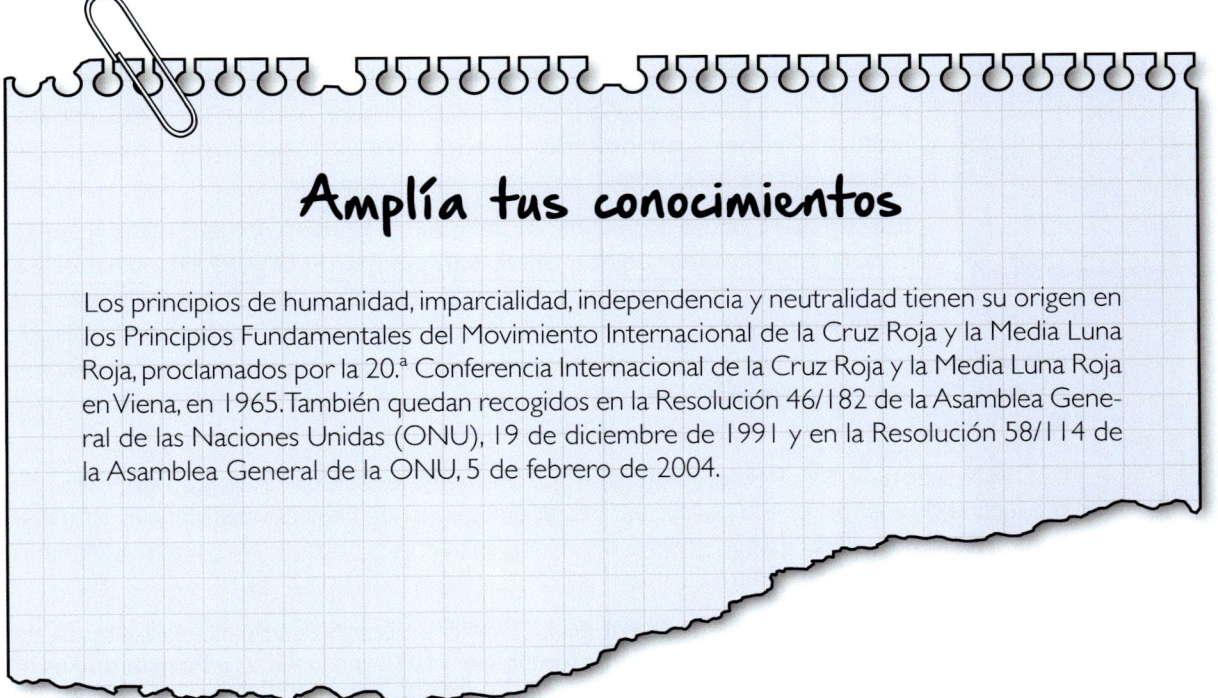

Amplía tus conocimientos

Los principios de humanidad, imparcialidad, independencia y neutralidad tienen su origen en los Principios Fundamentales del Movimiento Internacional de la Cruz Roja y la Media Luna Roja, proclamados por la 20.ª Conferencia Internacional de la Cruz Roja y la Media Luna Roja en Viena, en 1965. También quedan recogidos en la Resolución 46/182 de la Asamblea General de las Naciones Unidas (ONU), 19 de diciembre de 1991 y en la Resolución 58/114 de la Asamblea General de la ONU, 5 de febrero de 2004.

Amplía tus conocimientos

Algunas organizaciones, si bien se han comprometido a prestar una ayuda humanitaria imparcial y a no tomar partido en las hostilidades, no consideran que el principio de neutralidad impida la incidencia sobre cuestiones relacionadas con la rendición de cuentas y la justicia.

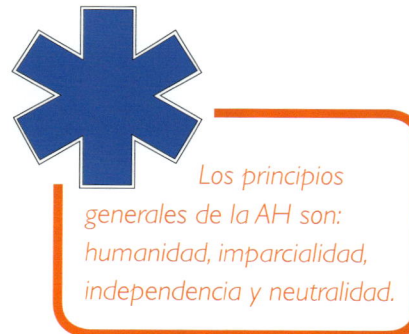

Los principios generales de la AH son: humanidad, imparcialidad, independencia y neutralidad.

3.2. El Derecho Internacional Humanitario

Hasta la segunda mitad del siglo XIX no comenzó la codificación internacional de las normas de la guerra, que hasta ese momento eran normas internas o consuetudinarias. El 22 de agosto de 1864 es la fecha de nacimiento del DIH. Ese año se celebra una conferencia diplomática en Suiza que concluye con la firma del **Primer Convenio de Ginebra,** "para el mejoramiento de la suerte de los militares heridos de los ejércitos en campaña".

Este Primer Convenio de Ginebra tiene en un primer momento las siguientes características: es una **norma universal, permanente y escrita** destinada a proteger a las víctimas de los conflictos aplicables en todo tiempo y circunstancias. Es un **tratado multilateral.** Establece **la obligación de prestar asistencia sin discriminación** a todas las víctimas civiles o militares, heridas y enfermas. Establece el **respeto y la identificación del personal y del material sanitario** mediante el emblema de la **Cruz Roja.** Este convenio se actualizó en 1906, 1929 y 1949.

La **Declaración de San Petersburgo** de 1868 prohíbe la utilización en tiempo de guerra de proyectiles de menos de 400 gramos que explotan o son inflamables con sustancias combustibles y proclama la prohibición general de utilizar estas armas porque "agravarían inútilmente los sufrimientos de los hombres".

Las **Conferencias de Paz de La Haya** de 1899 y 1907 constituyen un nuevo intento de ordenar las normas de la guerra. La **conferencia de 1907** creó la **Corte Permanente de Arbitraje de La Haya** (Corte Internacional de Justicia).

https://www.icrc.org/spa/resources/documents/treaty/geneva-convention-1864.htm

En 1906, junto con la actualización del Primer Convenio, se creó el **Segundo Convenio de Ginebra** "para el mejoramiento de la suerte de los militares heridos, enfermos o náufragos en las fuerzas armadas en el mar", similar al primero pero con ámbito marítimo.

Después de la I Guerra Mundial se realizaron intentos baldíos de controlar los conflictos a través de su prohibición. El **Tratado de Versalles de 1919,** el **Pacto de la Sociedad de Naciones de 1920** y el **Pacto de Briand-Kellogg de 1928** establecieron la condena, prohibición y renuncia a la guerra como instrumento de política internacional.

En 1929 se celebra una tercera convención. Además de una nueva corrección de los convenios previos se crea el **Tercer Convenio de Ginebra,** "relativo al trato de los prisioneros de guerra".

Tras la II Guerra Mundial, el 12 de agosto de 1949, se actualizan los convenios de Ginebra, que son la normativa básica del moderno DIH, creando el **Cuarto Convenio de Ginebra,** "relativo a la protección debida a las personas civiles en tiempo de guerra".

El 26 de junio de 1945 se firma la **Carta de Naciones Unidas.** En ella se prohíbe la guerra e incluso la amenaza y el uso de la fuerza, salvo en los casos de legítima defensa individual o colectiva. También se prevé un sistema institucionalizado de seguridad colectiva con competencia exclusiva en el **Consejo de Seguridad.**

En 1954 se crea, bajo los auspicios de la UNESCO, el **Reglamento de Protección de Bienes Culturales.**

En 1968 la Asamblea General de las Naciones Unidas aprueba la **Resolución 2444,** que incide en el "respeto de los derechos humanos en los conflictos armados", ratificando los principios básicos de limitación de medios y métodos de combate, de protección de la población civil y de distinción entre civiles, prisioneros y combatientes.

En 1972 se aprueba el **convenio sobre la prohibición del desarrollo, la producción y el almacenamiento de armas bacteriológicas (biológicas) y toxínicas, y sobre su destrucción.**

En la conferencia diplomática celebrada en Ginebra entre 1974 y 1977 se aprueban los dos **Protocolos Adicionales a los Convenios de Ginebra de 1949:**

– Protocolo Adicional I, "relativo a la protección de las víctimas de los conflictos armados internacionales".

– Protocolo Adicional II, "relativo a la protección de las víctimas de los conflictos armados sin carácter internacional".

En 1977 se ratifica el **Tratado de Ottawa** sobre la **"prohibición del empleo, almacenamiento, producción y transferencia de las minas antipersonal y sobre su destrucción".**

http://www.un.org/es/sections/
un-charter/introductory-note/
index.html

En 1980 se aprueba el **convenio sobre "prohibiciones o restricciones del empleo de ciertas armas convencionales que puedan considerarse excesivamente nocivas o de efectos indiscriminados".** Este convenio consta de cinco protocolos. El Protocolo I, "relativo a fragmentos no localizables por rayos X en el cuerpo humano" (1980); el Protocolo II, "relativo a minas, armas trampa y otros artefactos" (1980); el Protocolo III, "relativo a armas incendiarias" (1980); el Protocolo IV, "relativo a las armas láser que producen ceguera" (1995), y el Protocolo V, "relativo a restos explosivos de guerra" (2003).

El **convenio relativo a las municiones de racimo** de Dublín (2008) prohíbe "el uso, la producción, el almacenamiento y la transferencia de municiones de racimo que no son precisas ni fiables" y alude a la prestación de ayudas en las comunidades afectadas.

El **Derecho Internacional Humanitario** es pues el conjunto de normas recogido en los convenios y tratados descritos previamente, destinado a limitar, por razones humanitarias, los efectos de los conflictos armados. Protege a las personas que no participan o que han dejado de participar en las hostilidades e impone restricciones a los métodos y medios bélicos.

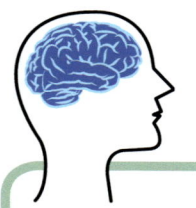

Para asegurar el cumplimiento de estos acuerdos y con motivo de los conflictos armados que se desarrollaron en la ex Yugoslavia y en Ruanda, el Consejo de Seguridad de las Naciones Unidas crea el Tribunal Penal Internacional para la ex Yugoslavia y el Tribunal Penal Internacional para Ruanda. A partir de 1998, y tras la aprobación del **Estatuto de Roma,** se crea el primer tribunal penal internacional de carácter permanente de la historia, la **Corte Penal Internacional,** diferente de la Corte Internacional de Justicia nombrada previamente, cuya misión es juzgar a las personas acusadas de cometer crímenes de genocidio, de guerra, de agresión y de lesa humanidad.

3.3. La Declaración Universal de los Derechos Humanos

RECUERDA QUE

Una de las causas principales que motivan la AH son las guerras. Los desastres que provocan obligaron a producir un marco normativo que protegiera las acciones sanitarias para el cuidado de heridos y la protección civil.

La **Declaración Universal de Derechos Humanos (DUDH)** es el fundamento de las normas internacionales sobre derechos humanos. La DUDH ha inspirado un valioso **conjunto de tratados o pactos internacionales legalmente vinculantes** y ha establecido su promoción en todo el mundo. Sigue siendo el elemento básico en momentos de conflicto, en sociedades que sufren represión, en la lucha contra las injusticias y en los esfuerzos por lograr el disfrute universal de estos derechos.

Dicha declaración es el primer reconocimiento universal de que los derechos básicos y las libertades fundamentales son inherentes a todos los seres humanos, inalienables y aplicables en igual medida a todas las personas, y que todos y cada uno de nosotros hemos nacido libres y con igualdad de dignidad y de derechos, independientemente de nuestra nacionalidad, lugar de residencia, género, origen nacional o étnico, color de piel, religión, idioma o cualquier otra condición o situación. El 10 de diciembre de 1948 la comunidad internacional se comprometió a defender la dignidad y la justicia para la humanidad.

La declaración no es un tratado; de él se han derivado distintos comités que vigilan o supervisan el cumplimiento de los derechos de las personas, **en cualquier situación, incluidas las emergencias, catástrofes o conflictos.**

El **Comité de Derechos Humanos (CCPR)** supervisa la aplicación del Pacto Internacional de Derechos Civiles y Políticos (1966) y sus protocolos facultativos.

El **Comité de Derechos Económicos, Sociales y Culturales (CESCR)** supervisa la aplicación del Pacto Internacional de Derechos Económicos, Sociales y Culturales (1966).

El **Comité para la Eliminación de la Discriminación Racial (CERD)** supervisa la aplicación de la convención internacional sobre la eliminación de todas las formas de discriminación racial (1965).

El **Comité Para la Eliminación de la Discriminación Contra la Mujer (CEDAW)** supervisa la aplicación de la convención sobre la eliminación de todas las formas de discriminación contra la mujer (1979) y de su protocolo facultativo (1999).

El **Comité contra la Tortura (CAT)** supervisa la aplicación de la convención contra la tortura y otros tratos o penas crueles, inhumanos o degradantes (1984).

El **Comité de los Derechos del Niño (CRC)** supervisa la aplicación de la convención sobre los derechos del niño (1989) y de sus protocolos facultativos (Protocolo facultativo de la Convención sobre los Derechos del Niño relativo a la participación de niños en los conflictos armados, 2000).

El **Comité para la Protección de los Derechos de todos los Trabajadores Migratorios y sus Familiares (CMW)** supervisa la aplicación de la convención internacional sobre la protección de los derechos de todos los trabajadores migratorios y de sus familiares (1990).

El **Comité de los Derechos de las Personas con Discapacidad (CRPD)** supervisa la aplicación de la convención internacional sobre los derechos de las personas con discapacidad (2006).

El **Comité contra las Desapariciones Forzadas (CED)** supervisa la aplicación de la convención internacional para la protección de todas las personas contra las desapariciones forzadas (2006).

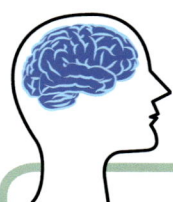

El **Subcomité para la Prevención de la Tortura y Otros Tratos o Penas Crueles, Inhumanos o Degradantes (SPT),** establecido de conformidad con las disposiciones del Protocolo Facultativo de la Convención contra la tortura (OPCAT) (2002), se encarga de visitar los lugares de detención en los estados partes para prevenir la tortura y otros tratos o penas crueles, inhumanos o degradantes.

3.4. Normativa europea

El marco general de las intervenciones humanitarias está regulado en el Reglamento (CE) n.º 1257/96 del Consejo Europeo, de 20 de junio de 1996, sobre la ayuda humanitaria y sus actos modificativos. En este reglamento se delimitan las acciones de ayuda humanitaria de la Unión Europea a las víctimas de catástrofes naturales, conflictos u otras circunstancias extraordinarias comparables. Esta normativa se aplica para todos los estados miembros y se regula bajo el marco del Tratado de Lisboa (2007/C 306/01), por el que se modifican el Tratado de la Unión Europea y el Tratado Constitutivo de la Comunidad Europea.

En España la ley 45/2015, de 14 de octubre, de voluntariado, completa el círculo desde un punto de vista práctico con respecto a la participación en emergencias internacionales. En cuanto a las competencias transferidas a comunidades autónomas, cada una de ellas aplica independientemente su propia normativa.

4. GESTIÓN DE ASENTAMIENTOS PROVISIONALES

4.1 Campamentos humanitarios

Los requerimientos mínimos básicos relacionados con la asistencia en los campamentos humanitarios están descritos en el **Manual del Proyecto Esfera,** que seguidamente estudiaremos. Podríamos diferenciar, al menos, 10 prioridades básicas. La primera de ellas es la **evaluación de necesidades,** una vez establecida la correcta **ubicación** del asentamiento provisional (Figura 3).

Debería tenerse en cuenta que, a pesar de llamarse "provisionales", estos asentamientos en ocasiones pueden durar años (p. ej., los campamentos de refugiados saharauis), o incluso convertirse en una auténtica nueva ciudad (p. ej., Jabaliya o Jan Younis, en la Franja de Gaza).

En una **primera fase** de la emergencia, además de una **evaluación inicial (misión de identificación/Assessment)** deberíamos tener en cuenta:

1.º La situación de **inmunización** previa, reforzando la misma en las fases iniciales de la intervención con campañas diseñadas al efecto.

2.º La situación y sostenibilidad del **suministro suficiente de agua potable** y el **saneamiento.**

3.º La adecuada distribución de **alimentos,** su seguridad y la situación nutricional.

4.º El acceso a un **refugio** seguro en una **ubicación** adecuada.

5.º El sistema y acceso a **servicios básicos de salud.**

6.º Los **programas de control de las enfermedades transmisibles y no transmisibles** (sarampión, enfermedades respiratorias, enfermedades de transmisión fecal oral, enfermedades transmitidas por vectores y enfermedades crónicas).

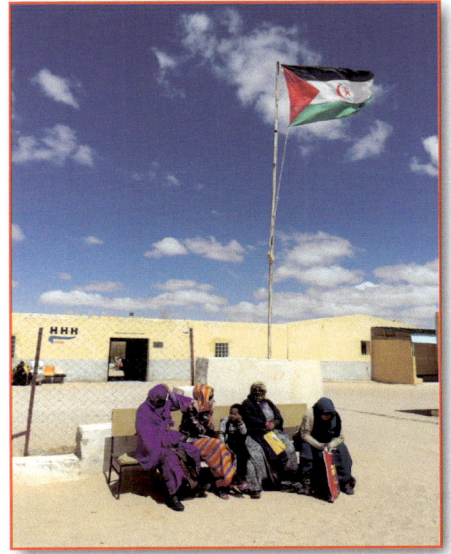

Figura 3. Refugiadas esperando la consulta en El Aaiun, campamentos saharauis.

7.º Los programas de **salud pública y vigilancia epidemiológica.**

8.º Los **recursos humanos suficientes y su entrenamiento.**

9.º La **coordinación** entre las diversas organizaciones que trabajan en el campamento humanitario.

En la **segunda fase** deberían tenerse en cuenta, al menos:

1.º Programas específicos de **salud sexual y reproductiva.**

2.º Programas específicos de **atención pediátrica.**

3.º Programas específicos de **enfermedades de transmisión sexual y tuberculosis.**

4.º Programas específicos de **atención psicosocial y salud mental.**

5.º Refuerzo de los programas anteriores.

5. GESTIÓN DE SUMINISTROS HUMANITARIOS

La logística en las intervenciones humanitarias es un **elemento imprescindible** para el éxito de nuestra misión, la supervivencia de la población damnificada e incluso nuestra propia supervivencia.

http://www.spherehandbook. org/es/que-es-esfera/

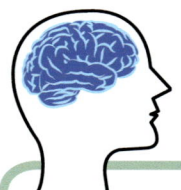

A pesar de los avances tecnológicos y la mejor, más profusa y más rápida utilización de los medios aéreos y marítimos, sigue siendo muy complicado el **acceso simultáneo** en tiempo récord a todos los puntos que precisan atención urgente. A veces no es posible ni siquiera trasladar a las personas, qué decir, pues, de suministros a gran escala en zonas basalmente poco accesibles afectadas por una catástrofe. El tsunami del sudeste asiático de 2004 (Figura 4), por la enorme extensión, o el terremoto de Nepal de 2015, por las montañas y las precarias comunicaciones, constituyen ejemplos actuales de este problema. En muchos lugares del planeta las comunicaciones terrestres son casi inexistentes, siendo dañadas aún más por la catástrofe. Los medios aéreos se colapsan por el tráfico excesivo o no funcionan por la situación meteorológica. No solo consiste en cargar aviones en los países donantes, sino también en que estos aviones puedan aterrizar y sus suministros puedan ser descargados y distribuidos. Lograr este objetivo se convierte en un reto, y, en ocasiones, un grave problema en las emergencias a gran escala.

La **ayuda enviada en las emergencias debe ir acompañada por los medios necesarios para su movilización.** De poco sirve una planta potabilizadora en medio de una gran catástrofe en un avión internacional con tan solo su tripulación a bordo, dando vueltas en el aire, sin espacio para aterrizar en un aeropuerto minúsculo y dañado por un terremoto en una ciudad remota.

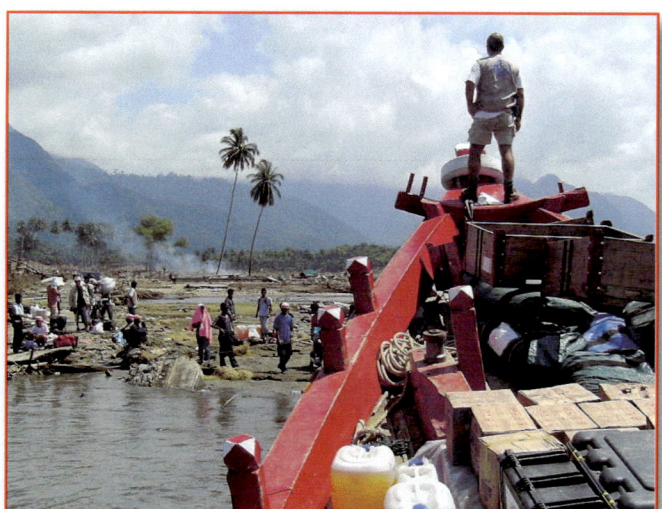

Figura 4. Transporte marítimo en el tsunami de Aceh, Indonesia.

Por otra parte, no solo es preciso enviar ayuda de modo genérico, sino que esta debe ajustarse a las necesidades reales; de otro modo constituye un estorbo. Las grandes organizaciones humanitarias utilizan **stocks preposicionados,** que han sido diseñados previamente, con la experiencia adquirida en emergencias anteriores. Este stock es fácilmente movilizable, incluso por los equipos de primera intervención, dejando luego paso a despliegues más lentos y complejos tras la fase aguda de la emergencia.

Cuanto mejor distribuidos geográficamente estén estos stocks, más fácil es desplazarlos. La situación ideal es que se encuentren en los países más sensibles a este tipo de eventos, y que se puedan desplazar internamente con rapidez. En la logística son clave la **reducción de riesgo en desastres y los planes de contingencia.**

Una vez en el terreno, dentro de los organismos de coordinación, se establece un **clúster de logística,** que intenta centralizar dónde está todo, quién lo tiene y cómo utilizarlo. Aun así, en la mayoría de emergencias humanitarias, hay más de lo que se utiliza y existen suministros que se necesitan, están, pero no se distribuyen adecuadamente. Las últimas intervenciones a gran escala, como el terremoto de Haití, supusieron una llamada de atención para mejorar esta coordinación. Es importante coordinar todos los componentes de una emergencia, pero sobre todo la logística.

No debemos olvidar que logística y seguridad están intrínsecamente asociadas.

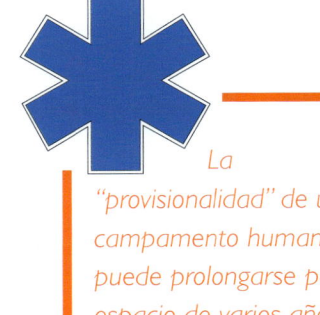

La "provisionalidad" de un campamento humanitario puede prolongarse por espacio de varios años o, incluso, ser el embrión de una nueva ciudad.

6. CARTA HUMANITARIA. EL PROYECTO ESFERA

Los principios generales de asistencia en situaciones de conflicto o catástrofe se expresan en los apartados previos. Pero la implementación real de los mismos precisa de unos estándares mínimos que no dejen al libre albedrío de los agentes presentes en el terreno la calidad de las intervenciones.

Para cumplir este objetivo se crea en 1997 el Proyecto Esfera. Se trata de una iniciativa voluntaria que reúne un amplio abanico de organizaciones humanitarias con un objetivo común: mejorar la calidad de la asistencia humanitaria y facilitar la rendición de cuentas frente a sus miembros, a los donantes y a la población afectada.

El **Manual Esfera "Carta Humanitaria y normas mínimas para la respuesta humanitaria"** es un conjunto de principios comunes y normas mínimas universales que guían la acción en áreas vitales de la respuesta humanitaria.

"Esfera concibe un mundo en el que todas las personas afectadas por desastres o conflictos son capaces de restablecer sus vidas y recuperar sus medios de subsistencia en formas que respetan y promueven su dignidad". Plan estratégico Esfera 2015-2020.

Las **normas mínimas** se basan en la evidencia empírica y representan un consenso predominante en cada sector sobre las mejores prácticas para las respuestas en casos de desastre. Cada norma va acompañada de acciones clave, indicadores clave y notas de orientación, que guían sobre la manera de cumplirlas de acuerdo con las circunstancias locales.

Las **normas esenciales** son de índole cualitativa y especifican los niveles mínimos que deben alcanzarse en una respuesta humanitaria.

Las **acciones clave** son actividades y aportes que se sugiere realizar para ayudar a cumplir las normas.

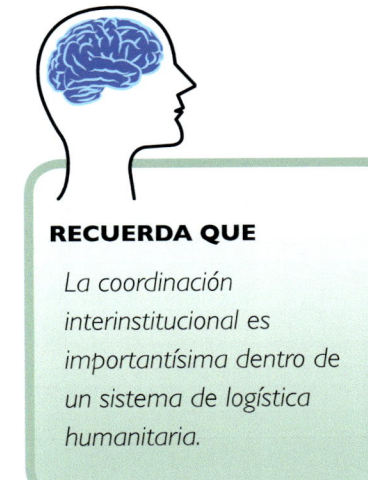

RECUERDA QUE

La coordinación interinstitucional es importantísima dentro de un sistema de logística humanitaria.

Las normas mínimas se basan en la evidencia empírica y representan un consenso predominante sobre las mejores prácticas.

Los **indicadores clave** son las "señales" que permiten comprobar si se ha cumplido o no una norma. Ofrecen una forma de medir y comunicar los procedimientos y resultados de las acciones clave. Están relacionados con las normas mínimas, no con las acciones clave.

Las **notas de orientación** versan sobre los puntos específicos que han de tenerse en cuenta a la hora de aplicar las normas esenciales, las acciones clave y los indicadores clave en situaciones diferentes. Ofrecen una orientación para resolver dificultades prácticas, así como puntos de referencia y consejos sobre temas prioritarios. Pueden abarcar también aspectos cruciales relacionados con las normas, las acciones o los indicadores, y exponen dilemas, puntos polémicos o lagunas que subsisten en los conocimientos actuales.

6.1. Las normas esenciales del Proyecto Esfera

Las seis normas mínimas esenciales transversales son:

1.º La respuesta humanitaria debe estar centrada en las personas.

2.º Es fundamental la coordinación y colaboración, tanto entre los actores internacionales como con la respuesta local.

3.º La respuesta debe ser vigilada por procesos de evaluación fiables.

4.º Se exige un diseño acorde con la respuesta.

5.º Deben establecerse objetivos generales de desempeño, transparencia y aprendizaje.

6.º Debe evaluar el desempeño individual y colectivo de los trabajadores humanitarios.

7. NORMAS MÍNIMAS EN MATERIA DE ABASTECIMIENTO, AGUA, SANEAMIENTO, NUTRICIÓN, REFUGIO Y SERVICIOS DE SALUD

7.1. Normas mínimas sobre agua, saneamiento y promoción de la higiene

Las normas mínimas que debe garantizar una organización a la hora de implementar acciones relacionadas con agua y saneamiento son:

1.º Abastecimiento ininterrumpido, suficiente y de agua de calidad para toda la población.

2.º Garantizar los estándares mínimos de saneamiento y promoción de la higiene.

3.º Proporcionar y poner en funcionamiento las herramientas necesarias para la lucha antivectorial.

4.º Establecer un sistema adecuado de gestión de residuos sólidos.

5.º Crear o vigilar el correcto funcionamiento de los sistemas de drenaje.

7.2. Normas mínimas sobre seguridad alimentaria y nutrición

Las normas mínimas que debe garantizar una organización en cuanto a seguridad alimentaria y nutrición son:

1.º Deben establecerse sistemas de evaluación continua de la seguridad alimentaria y la nutrición de la población.

2.º Deben establecerse programas específicos de alimentación del lactante y del niño pequeño, y otras poblaciones especialmente vulnerables en las crisis humanitarias.

3.º Deben establecerse programas específicos para el tratamiento de la malnutrición aguda y las carencias de micronutrientes.

7.3. Normas mínimas sobre alojamiento, asentamientos humanos y artículos no alimentarios

Las normas mínimas en cuanto al refugio y los artículos no alimentarios son:

1.º Deben crearse sistemas de alojamiento y asentamientos humanos con un espacio mínimo y condiciones de vida habitable para la población damnificada.

2.º La distribución de artículos no alimentarios de primera necesidad (prendas de vestir, ropa de cama y enseres domésticos) es una prioridad una vez garantizados agua, abrigo y alimento.

7.4. Normas mínimas sobre acción de salud

Las normas mínimas en las intervenciones en salud son:

1.º Diseño, implementación, seguimiento y evaluación del sistema de salud que permita poner en funcionamiento los servicios de salud.

2.º Los servicios de salud esenciales deben ser puestos en funcionamiento tan pronto como sea posible.

3.º Recuperación de los programas preventivos y aquellos de especial interés epidemiológico interrumpidos por la emergencia.

8. LA NORMA HUMANITARIA ESENCIAL EN MATERIA DE CALIDAD Y RENDICIÓN DE CUENTAS

En 2015 se publica la **Norma Humanitaria Esencial en materia de calidad y rendición de cuentas** (CHS, en inglés). Esta norma es fruto de la labor de la Joint Standards Initiative (JSI), una iniciativa de HAP, People In Aid y el Proyecto Esfera, y busca lograr una mayor coherencia entre las organizaciones que establecen normas en el sector humanitario.

La CHS establece **nueve compromisos** que las organizaciones y personas implicadas en la respuesta humanitaria pueden utilizar con el fin de mejorar la calidad y la eficacia de la asistencia que brindan. Asimismo, facilita una mayor rendición de cuentas hacia las comunidades y personas afectadas por crisis humanitarias, ya que estas, al saber a qué se han comprometido las organizaciones, podrán exigir que se les rindan cuentas al respecto (Figura 5).

La CHS sitúa a las comunidades y personas afectadas por crisis en el centro de la acción humanitaria y promueve el respeto de sus derechos humanos fundamentales. Se sustenta en el derecho a vivir con dignidad y el derecho a la protección y la seguridad, conforme a lo dispuesto en el Derecho Internacional Humanitario y en la Carta Internacional de Derechos Humanos.

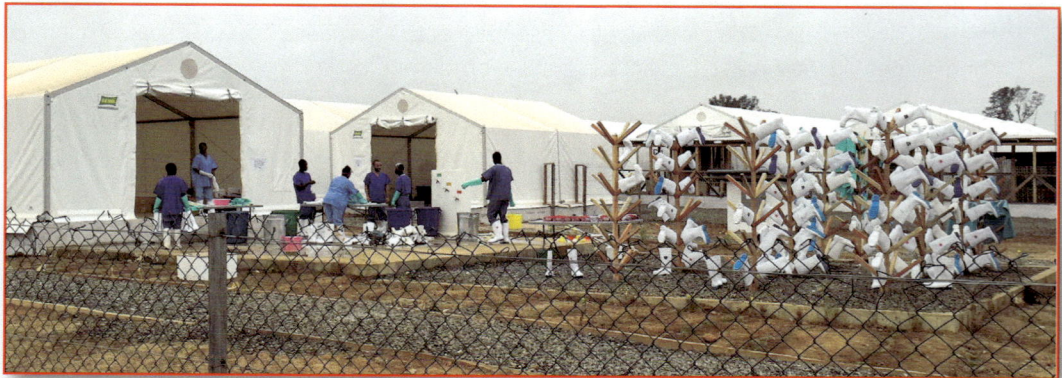

Figura 5. Centro de tratamiento de ébola en Moyamba, Sierra Leona.

Los **nueve compromisos y criterios de calidad de la CHS** son:

1. Las comunidades y personas afectadas por crisis humanitarias reciben una ayuda adecuada en relación con sus necesidades.

Criterio de calidad: la respuesta humanitaria es adecuada y pertinente.

2. Las comunidades y personas afectadas por crisis humanitarias tienen acceso a la ayuda que necesitan en el momento adecuado.

Criterio de calidad: la respuesta humanitaria es eficaz y proporcionada a tiempo.

3. Las comunidades y personas afectadas por crisis humanitarias no se ven perjudicadas y están más preparadas, son más resilientes y están menos expuestas al riesgo como resultado de la acción humanitaria.

Criterio de calidad: la respuesta humanitaria fortalece las capacidades locales y evita causar efectos negativos.

4. Las comunidades y personas afectadas por crisis humanitarias conocen sus derechos, tienen acceso a la información y participan en todas las decisiones que les conciernen.

Criterio de calidad: la respuesta humanitaria se basa en la comunicación, la participación y la retroalimentación.

5. Las comunidades y personas afectadas por crisis humanitarias tienen acceso a mecanismos seguros y ágiles para gestionar las quejas.

Criterio de calidad: las quejas son bien recibidas y gestionadas.

6. Las comunidades y personas afectadas por crisis humanitarias reciben una ayuda coordinada y complementaria.

Criterio de calidad: la respuesta humanitaria es coordinada y complementaria.

7. Las comunidades y personas afectadas por crisis humanitarias pueden esperar que se les brinde una mejor asistencia, ya que las organizaciones aprenden de la experiencia y reflexión.

Criterio de calidad: los actores humanitarios están en un proceso de aprendizaje y mejora constante.

8. Las comunidades y personas afectadas por crisis humanitarias reciben la ayuda que necesitan por parte del personal y voluntarios competentes gestionados de forma adecuada.

Criterio de calidad: el personal cuenta con apoyo para hacer su trabajo con eficacia y recibe un trato justo y equitativo.

9. Las comunidades y personas afectadas por crisis humanitarias pueden esperar que las organizaciones que les prestan asistencia gestionen los recursos de forma efectiva, eficaz y ética.

Criterio de calidad: los recursos se gestionan y usan de forma responsable para los planes previstos.

Estos componentes están incluidos actualmente como criterios de certificación voluntaria, pero es posible que en el futuro se integren y sean condición *sine qua non* para trabajar en el contexto humanitario.

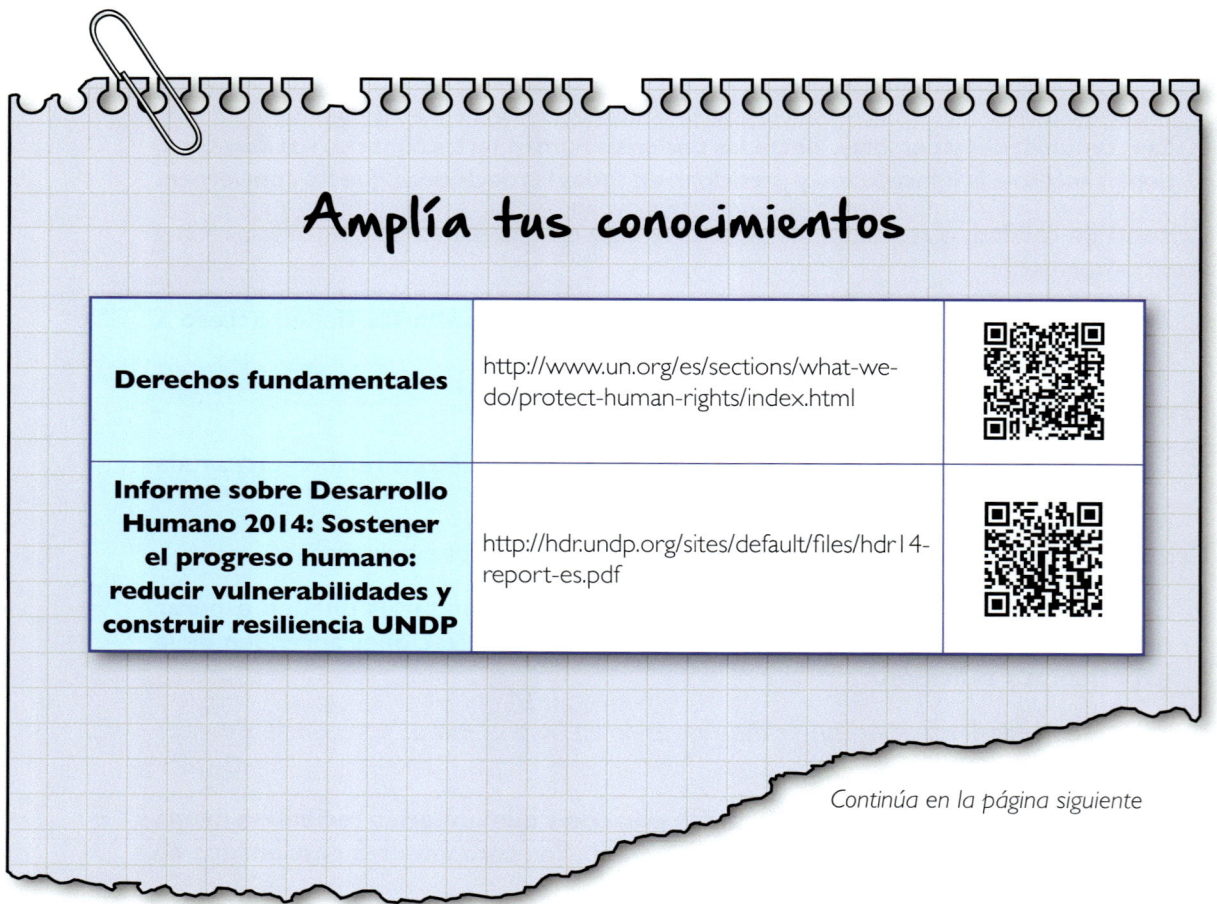

Amplía tus conocimientos

Derechos fundamentales	http://www.un.org/es/sections/what-we-do/protect-human-rights/index.html
Informe sobre Desarrollo Humano 2014: Sostener el progreso humano: reducir vulnerabilidades y construir resiliencia UNDP	http://hdr.undp.org/sites/default/files/hdr14-report-es.pdf

Continúa en la página siguiente

Reducción de riesgo en desastres	http://www.preventionweb.net/files/43291_sendaiframeworkfordrren.pdf	
Ayuda humanitaria. Ley europea	http://eur-lex.europa.eu/legal-content/ES/TXT/HTML/?uri=URISERV:r10001&from=EN - AMENDINGACT	
Instituciones Internacionales de Acción Humanitaria	http://www.who.int/hac/global_health_cluster/guide/capitulo_1.pdf	
ONU	http://www.un.org/es/index.html	
Unión Europea	http://europa.eu/index_es.htm	
USAID	https://www.usaid.gov	

Continúa en la página siguiente

DFID	https://www.gov.uk/government/ organisations/department-for-international- development	
CID	http://www.aecid.es/ES	
Comité Permanente Interagencial	https://interagencystandingcommittee.org	
Emergency Medical Teams	http://www.who.int/hac/techguidance/ preparedness/foreign_medical_teams/en/	
Departamento de Ayuda Humanitaria y Protección Civil de la Comisión Europea	http://ec.europa.eu/echo/index_en	
Protección Civil	http://ec.europa.eu/echo/what/civil- protection_en	

Continúa en la página siguiente

Cruz Roja	https://www.icrc.org/spa/who-we-are/history/150-years/	
Conferencias de Paz de La Haya	http://www.un.org/es/icj/hague.shtml	
Corte Permanente de Arbitraje de La Haya	http://www.icj-cij.org/court/index.php?p1=1	
Segundo Convenio de Ginebra	https://www.icrc.org/spa/who-we-are/history/150-years/	
Carta de Naciones Unidas	http://www.un.org/es/sections/un-charter/introductory-note/index.html	
Consejo de Seguridad	http://www.un.org/es/sc/	

Continúa en la página siguiente

Reglamento de Protección de Bienes Culturales	http://portal.unesco.org/es/ev.php-URL_ID=13637&URL_DO=DO_TOPIC&URL_SECTION=201.html	
Resolución 2444 de la Asamblea General de las Naciones Unidas (1968)	https://www.icrc.org/spa/resources/documents/misc/treaty-1968-respect-human-rights-conficts-5tdm6x.htm	
Convenio sobre la prohibición del desarrollo, la producción y el almacenamiento de armas bacteriológicas (biológicas) y toxínicas y sobre su destrucción	https://www.icrc.org/spa/resources/documents/misc/treaty-1972-bacteriological-weapons-convention-5tdm6y.htm	
Protocolos adicionales a los convenios de Ginebra de 1949	https://www.icrc.org/spa/resources/documents/misc/additional-protocols-1977.htm	
Ratificación del Tratado de Ottawa (1977)	https://www.icrc.org/spa/resources/documents/misc/5tdldv.htm	

Continúa en la página siguiente

Convenio sobre prohibiciones o restricciones del empleo de ciertas armas convencionales que puedan considerarse excesivamente nocivas o de efectos indiscriminados	https://www.icrc.org/spa/assets/files/other/icrc_003_0811.pdf	
Convenio relativo a las municiones de racimo	https://www.icrc.org/spa/assets/files/other/icrc_003_0961.pdf	
Estatuto de Roma	http://www.un.org/spanish/law/icc/statute/spanish/rome_statute(s).pdf	
Corte Penal Internacional	https://www.icc-cpi.int/EN_Menus/icc/Pages/default.aspx	
Reglamento (CE) n.º 1257/96 del Consejo Europeo	http://eur-lex.europa.eu/legal-content/ES/TXT/?uri=celex:31996R1257	

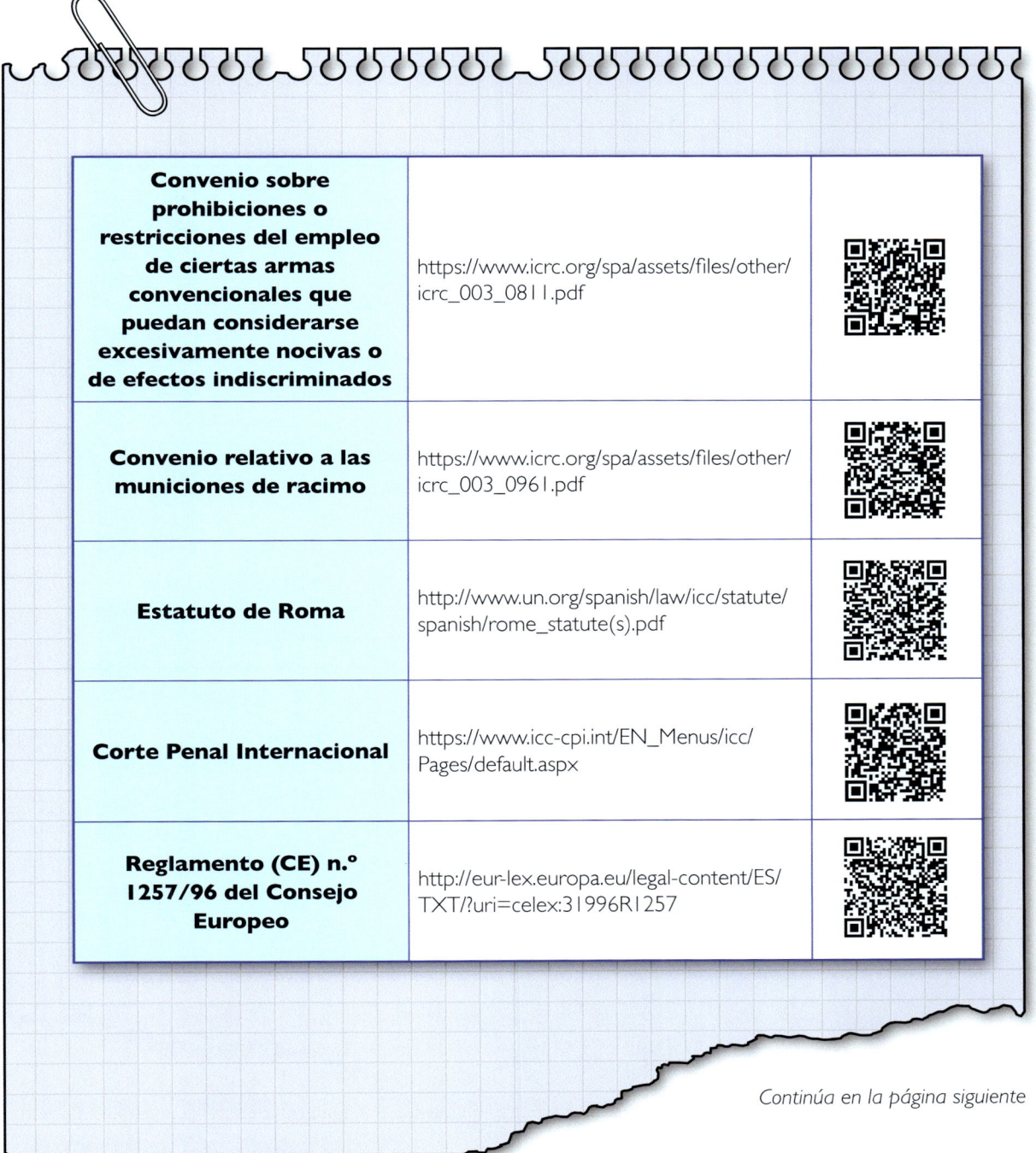

Continúa en la página siguiente

España, ley 45/2015, de 14 de octubre	http://www.boe.es/diario_boe/txt.php?id=BOE-A-2015-11072	
Evaluación de necesidades	http://www.unocha.org/what-we-do/coordination-tools/needs-assessment	
Ubicación	http://www.unhcr.org/448d6c122.pdf	
Primera fase de la emergencia en una evaluación inicial	http://refbooks.msf.org/msf_docs/en/refugee_health/rh.pdf	
Reducción de riesgo en desastres	http://www.unisdr.org/we/coordinate/hfa	
Clúster de Logística	http://www.logcluster.org/logistics-cluster	

Continúa en la página siguiente

Proyecto Esfera	http://www.sphereproject.org/sphere/es/acerca/	
Manual Esfera	http://www.spherehandbook.org/es/que-es-esfera/	
Norma Humanitaria Esencial en materia de calidad y rendición de cuentas	http://www.corehumanitarianstandard.org/files/files/Core Humanitarian Standard - Spanish.pdf	
Joint Standards Initiative (JSI)	http://www.jointstandards.org	
HAP	http://www.hapinternational.org/membership/members.aspx	
People In Aid	http://www.peopleinaid.org	

Continúa en la página siguiente

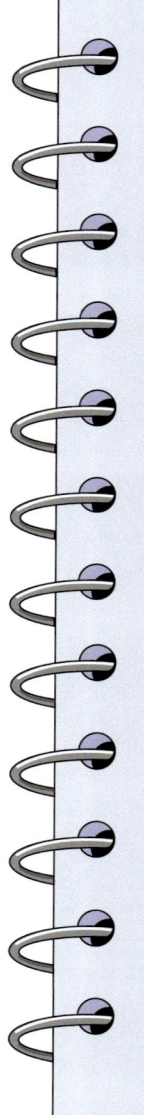

Resumen

– Se define como **acción humanitaria** al conjunto diverso de acciones de ayuda a las víctimas de desastres (catástrofes naturales, epidemias y conflictos armados o emergencias complejas), cuya magnitud supera la capacidad de respuesta de las autoridades nacionales.

– Los **principios generales** de la AH son: humanidad, imparcialidad, independencia y neutralidad.

– El **Derecho Internacional Humanitario** es el conjunto de normas recogido en los convenios y tratados, destinado a limitar, por razones humanitarias, los efectos de los conflictos armados. Protege a las personas que no participan o que han dejado de participar en las hostilidades e impone restricciones a los métodos y medios bélicos.

– La **Declaración Universal de Derechos Humanos** es el fundamento de las normas internacionales sobre derechos humanos.

– Los requerimientos mínimos básicos relacionados con la asistencia en los campamentos humanitarios están descritos en el **Manual del Proyecto Esfera.**

– En cuanto al sistema logístico:
  • El **acceso simultáneo** en tiempo récord a todos los puntos que precisan atención urgente resulta muy complicado.
  • La **ayuda enviada en las emergencias debe ir acompañada por los medios necesarios para su movilización.**
  • Los **stocks preposicionados** son fácilmente movilizables, incluso por los equipos de primera intervención, dejando luego paso a despliegues más lentos y complejos tras la fase aguda de la emergencia.

G L O S A R I O

Acciones clave: son actividades y aportes que se sugiere realizar para ayudar a cumplir las normas esenciales.

Indicadores clave: son las "señales" que permiten comprobar si se ha cumplido o no una norma.

Normas esenciales: son de índole cualitativa y especifican los niveles mínimos que deben alcanzarse en una respuesta humanitaria.

Notas de orientación: versan sobre los puntos específicos que han de tenerse en cuenta a la hora de aplicar las normas esenciales, las acciones clave y los indicadores clave en situaciones diferentes.

A B R E V I A T U R A S   Y   S I G L A S

AH: acción humanitaria.

ACNUR, UNHCR: Agencia de la ONU para los Refugiados.

AECID: Agencia Española de Cooperación Internacional y Desarrollo.

CHS, en inglés: Norma Humanitaria Esencial en materia de calidad y rendición de cuentas.

DIH: Derecho Internacional Humanitario.

DUDH: Declaración Universal de Derechos Humanos.

ECHO: Departamento de Ayuda Humanitaria y Protección Civil de la Comisión Europea.

OCHA: Oficina para la Coordinación de Asuntos Humanitarios.

ONU, UNO (UN): Organización de las Naciones Unidas.

PNUD, UNFPA: Programa de las Naciones Unidas para el Desarrollo.

PMA, WFP: Programa Mundial de Alimentos.

UNICEF: Fondo de las Naciones Unidas para la Infancia.

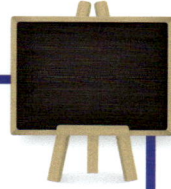

EJERCICIOS

E1. La totalidad del alumnado debe diseñar un campamento humanitario. El motivo y alcance de la emergencia será presentado por el profesor a un grupo de cinco personas que formarán parte del equipo de evaluación inicial y promoverán lo necesario para el despliegue. Reparto de funciones progresivamente, en forma de organigrama arborescente, para todos.

E2. Repetir el ejercicio anterior sobre el mismo supuesto, pero serán otros alumnos quienes representen el papel de evaluadores iniciales, propongan a otras personas para ocupar los primeros puestos en la organización y así sucesivamente para que nadie repita la misma función.

E3. Hacer una puesta en común para determinar las áreas de refuerzo y mejora. Graduar el beneficio que aporta la experiencia y los entrenamientos simulados.

EVALÚATE TÚ MISMO

1. Se define como acción humanitaria:
- ❏ a) La acción que por sí sola ayuda a las víctimas de desastres cuya magnitud supera la capacidad de respuesta de las autoridades nacionales.
- ❏ b) El conjunto diverso de acciones individuales de ayuda a las víctimas de desastres cuya magnitud no supera la capacidad del país afectado y las autoridades nacionales no han pedido ayuda.

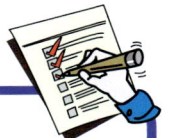

❏ c) El conjunto diverso de acciones de ayuda a las víctimas de desastres cuya magnitud supera la capacidad de respuesta de las autoridades nacionales.

❏ d) Es el nombre de una ONG española.

2. Los principios generales de la AH son:

❏ a) Humanidad, imparcialidad, independencia y neutralidad, aunque luego no los aplique en mi propio país cuando ejerza profesionalmente.

❏ b) Respeto, parcialidad, tolerancia y neutralidad.

❏ c) Vida, función, órgano y estética.

❏ d) Humanidad, imparcialidad, independencia y neutralidad.

3. El Derecho Internacional Humanitario es:

❏ a) El conjunto de normas destinado a limitar, por razones humanitarias, los efectos de los conflictos armados.

❏ b) La especialidad del derecho que versa sobre los conflictos armados entre distintos países.

❏ c) La especialidad del derecho destinado a eliminar, por razones humanitarias, los efectos de los conflictos armados.

❏ d) El conjunto de normas aplicables a los litigios sobre uso de armas de destrucción masiva, crímenes de guerra, maltrato a prisioneros, etc.

4. El Derecho Internacional Humanitario protege:

❏ a) A las personas que participan en las hostilidades.

❏ b) A las personas que no participan o que han dejado de participar en las hostilidades.

❏ c) A las personas que han dejado de participar en las hostilidades.

❏ d) A todas las personas que participan o que han dejado de participar en las hostilidades, con independencia de su bando.

5. El Derecho Internacional Humanitario:

❏ a) Impone restricciones a los métodos bélicos, aunque en la realidad, solo las cumplen unos pocos.

❏ b) Impone restricciones a los movimientos de tropas fuera de las fronteras de sus respectivos países.

❏ c) Impone restricciones parciales a las estrategias y tácticas bélicas.

❏ d) Impone restricciones a los métodos y medios bélicos.

6. **La Declaración Universal de Derechos Humanos:**

❏ a) Es el fundamento de las normas internacionales sobre derechos humanos.

❏ b) Es la única norma internacional sobre derechos humanos.

❏ c) No deja de ser una mera declaración de voluntades, pues cuando un país "desarrollado" no lo cumple, la ONU no procede como corresponde en derecho.

❏ d) Ninguna de las respuestas anteriores es correcta.

7. **Los requerimientos mínimos básicos relacionados con la asistencia en los campamentos humanitarios están descritos en:**

❏ a) El Manual del Proyecto Esfera.

❏ b) El Procedimiento del Cooperante para Misiones Internacionales.

❏ c) El Manual del Monitor del campamento.

❏ d) El Protocolo de Camp David.

8. **El acceso simultáneo en tiempo récord a todos los puntos que precisan atención urgente:**

❏ a) Precisa de grandes dosis de suerte.

❏ b) Resulta muy complicado.

❏ c) Es imposible.

❏ d) Depende de la rapidez de los conductores, pilotos, etc.

9. **La ayuda enviada en las emergencias:**

❏ a) Debe de estar avalada por el Comité Internacional de Normalización.

❏ b) Debe ir acompañada por los medios necesarios para su movilización.

❏ c) Debe contar con un excedente previsto para ser entregado a las mafias locales.

❏ d) Impide el desarrollo del comercio local.

10. Los stocks preposicionados:

❏ a) Son fácilmente movilizables, incluso por los equipos de primera intervención, dejando luego paso a despliegues más lentos y complejos tras la fase aguda de la emergencia.

❏ b) Son fácilmente movilizables con maquinaria altamente especializada en fases secundarias de la emergencia.

❏ c) Son sobrantes, excedentes de misiones, que se distribuyen a la población sin ninguna planificación.

❏ d) Ese término no es de aplicación en la AH. Corresponde al almacenamiento de los grandes supermercados.

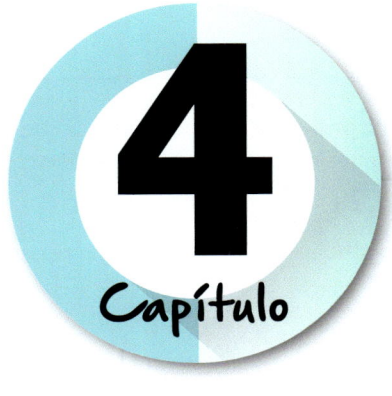

4
Capítulo

APLICACIÓN DE LA INTELIGENCIA SANITARIA EN EL ÁMBITO DE UNA CATÁSTROFE

José Félix Hoyo Jiménez

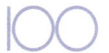
Cualquier acción que se desee ejecutar debe comenzar con la **idealización del proyecto,** la observación de los distintos factores o variables que intervendrán, las necesidades objetivadas, el cálculo, el tiempo, el espacio, la cultura…

Cuando esto se aplica para hacer un estudio estructural, a todos los niveles: políticos, económicos, antropológicos, sanitarios, etc., del sistema que opera en un país damnificado por los efectos de una catástrofe, la acción humanitaria contará con garantías de éxito desde el mismo momento de su planeamiento (Figura 1).

En este capítulo aprenderemos a manejarnos con los conceptos, las fuentes, las bases de datos y a analizar las variables de utilidad para el componente sanitario de la acción a emprender.

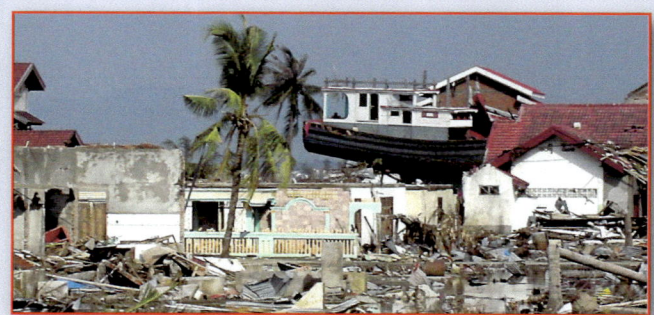

Figura 1. Barco tras el tsunami en Banda Aceh, Indonesia.

1. CONCEPTOS GENERALES

Con mucha frecuencia, las **intervenciones humanitarias** se desarrollan en **entornos muy diferentes** al que estamos habituados. Con triste incidencia, las catástrofes naturales y conflictos ocurren en **países de renta muy baja.** No es casualidad que los desastres afecten con mayor intensidad a países con índice de desarrollo humano bajo. La **situación y preparación basal es determinante** a la hora de afrontar el mismo reto. La repercusión del tifón Yolanda en Filipinas comparada con el impacto del huracán Katrina en Estados Unidos, con una intensidad similar, produjo un número extremadamente dispar de víctimas, desaparecidos y personas desplazadas. La **resiliencia,** o capacidad para resistir y salir de situaciones de crisis agudas, es muy distinta en un país sin agua corriente o en uno de renta media-alta.

Pero no solo deben tenerse en cuenta las condiciones económicas, sino también a las personas. A pesar de la globalización, cada pueblo conserva con orgullo su identidad y debemos prepararnos para que nuestra intervención se adapte, de la mejor manera posible, a las **costumbres locales.** Manejar correctamente el **enfoque intercultural y antropológico,** no solo nos hará más eficaces, sino que en muchos casos podrá influir de modo determinante en la seguridad y el éxito de la intervención.

Para conseguir esa integración es clave el conocimiento, antes de partir, y durante nuestra estancia, de los **fundamentos sociodemográficos de la población** del país afectado.

http://hdr.undp.org/es/content/
el-índice-de-desarrollo-huma-
no-idh

La primera cuestión que deberíamos plantearnos es si el país afectado **necesita ayuda** y, en caso de necesitarla, si la ha **solicitado internacionalmente.** Para ejercer nuestro trabajo en otro país debemos tener en cuenta sus **derechos de soberanía,** y el hecho de que, como otras personas en nuestro país, no podremos ejercer nuestra profesión si no tenemos permiso expreso.

A partir de esa solicitud comenzaremos una **búsqueda básica, en fuentes de información reputadas,** de las características especiales de cada país. Es muy importante que cada uno de los integrantes de la misión respete los usos y costumbres locales y las normas elementales y particulares de convivencia; en caso contrario no deberíamos plantearnos ir a trabajar fuera de nuestro lugar de origen.

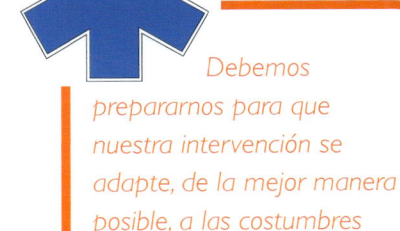

Debemos prepararnos para que nuestra intervención se adapte, de la mejor manera posible, a las costumbres locales.

Básicamente, recogeremos datos del idioma, las costumbres sociales, los elementos diferenciales en cuanto a formas de conducta (lo que aquí puede parecernos normal, quizá sea algo inaceptable o de mal gusto fuera, y viceversa). También intentaremos conseguir un informe demográfico y sanitario, lo más ajustado posible, que facilite no solo conocer la situación de la que partimos, sino también nuestra integración progresiva en el dañado sistema de salud local evitando hacer más daño que beneficio. Si estamos aislados corremos el riesgo de perder eficiencia. Grandes intervenciones humanitarias han fracasado por no tener en cuenta estas normas básicas.

Por último, nos informaremos exhaustivamente sobre los **detalles logísticos y de seguridad,** para que nos permitan **acceder** a nuestra misión adecuadamente, sin sobresaltos o problemas para nuestra integridad personal y la de nuestro equipo.

2. FUENTES DE INFORMACIÓN Y BASES DE DATOS

Por fuentes de información reputadas se entienden aquellas que reciben un respaldo oficial y comprobado para cada uno de los datos requeridos. Las estadísticas oficiales sobre el desarrollo de un país se encuentran recogidas y actualizadas anualmente en los **Informes sobre Desarrollo Humano.** Otras fuentes de interés sobre salud pública y situación sanitaria basal proceden del **Observatorio Mundial de la Salud** de la Organización Mundial de la Salud.

Para conseguir la integración necesaria en el país afectado es clave el conocimiento, antes de partir y durante nuestra estancia, de los fundamentos sociodemográficos de su población.

Progresivamente las estadísticas oficiales se han ido ajustando a la realidad de cada país, pero aún hoy muchos de estos datos no están completamente actualizados en regiones de difícil acceso, con escasas comunicaciones o en zonas de conflictos crónicos. Debemos **contrastar los datos ofrecidos en los**

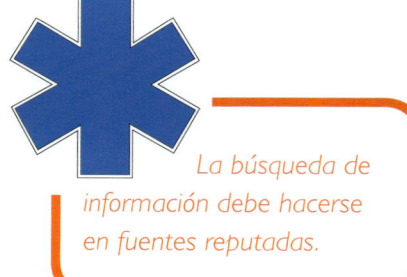

La búsqueda de información debe hacerse en fuentes reputadas.

organismos multilaterales con aquellos que **provienen del propio país** y las estadísticas censales de las fuentes de **información de autoridades y responsables comunitarios** de la zona afectada. Con todo ello podremos tener una idea bastante aproximada de las estadísticas reales. De otro modo nuestros datos posiblemente sean inexactos, hecho que pondrá en dificultades el correcto desarrollo de la intervención.

Por último, desde 1996 **Reliefweb,** servicio digital especializado de la Oficina de Naciones Unidas para la Coordinación de Asuntos Humanitarios (OCHA), es una fuente fiable de información actualizada en crisis globales y desastres.

http://hdr.undp.org/en

3. ANÁLISIS BÁSICO DE LA POBLACIÓN AFECTADA

El análisis de la evidencia obtenida mediante los estudios aportados por la inteligencia sanitaria no debe concluir con las necesidades básicas de subsistencia (alojamiento, vestido, alimentos y medicinas). Como hemos visto anteriormente, el estudio debe abordar también fundamentos sociodemográficos básicos de la población del país afectado para preparar mejor nuestra intervención adaptándola a las costumbres locales para garantizar su seguridad y conseguir un éxito completo.

También debe analizar los siguientes puntos:

http://www.who.int/gho/database/es/

– Situación política.

– Estructura económica.

– Costumbres.

– Credos políticos y religiosos.

– Estructura familiar.

– Perspectiva de género.

– Demografía.

– Situación sanitaria.

– Estructura de asistencia psicosocial.

http://reliefweb.int

– Medio ambiente y gestión de residuos.

– Orografía.

– Vías de comunicación.

– Redes de comunicación.

– Comunicación.

– Seguridad.

4. SITUACIÓN POLÍTICA

Cada país tiene una estructura y modo de gobierno. Básicamente se define en las páginas web oficiales que suelen llevar incluidas las extensiones .gov .gouv o .gob, dependiendo de los idiomas. Conocer **estructura y árbol jerárquico del gobierno central y sus ramificaciones** es muy importante a la hora de buscar responsables locales que admitan y faciliten nuestra actuación. El **acuerdo e implicación con las autoridades nacionales y locales,** si existen, y en caso contrario con la **coordinación de la emergencia,** debe ser el comienzo de cualquier intervención. De otro modo es muy posible que dupliquemos esfuerzos, infrautilicemos nuestras capacidades, o simplemente seamos expulsados de la emergencia por interferir en la correcta coordinación de la misma.

En la zona asignada para nuestro trabajo debemos también **coordinarnos con las autoridades locales,** teniendo en cuenta a las **personas que ostentan el liderazgo comunitario político, religioso o social. Incluir personal local** en nuestra intervención facilita el contacto y aceptación por parte de la población. En lugares de conflicto sin gobierno o estructura definida nos adaptaremos a los órganos de coordinación creados al efecto por los **organismos multilaterales** (ONU, UNICEF, OMS…).

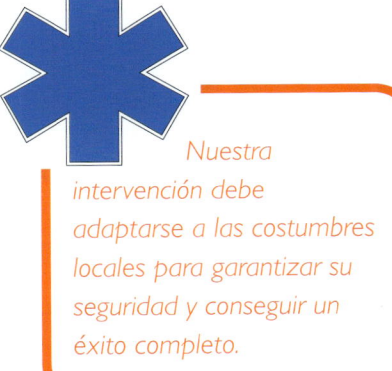

Puedes acceder al sitio Reliefweb para obtener información fiable y actualizada sobre crisis globales y desastres.

Nuestra intervención debe adaptarse a las costumbres locales para garantizar su seguridad y conseguir un éxito completo.

5. ESTRUCTURA ECONÓMICA

Dentro de los datos recogidos en los índices de desarrollo humano en el plano económico destacan el **estándar de vida decente,** dependiente de la **renta per cápita,** los índices de **desigualdad, tanto generales como de género,** y el **índice de pobreza multidimensional.** Cada uno de estos índices y sus indicadores nos dan una representación de cuál es la situación basal.

El **impacto de las emergencias será mayor cuanto más deprimidos sean estos datos** y podremos esperar **población especialmente vulnerable** según encontremos mayor pobreza

http://hdr.undp.org/sites/default/files/hdr2015_technical_notes.pdf

y desigualdad. Estos datos son **fundamentales a la hora de calcular los recursos y ejes principales de la intervención.**

En poblaciones en emergencia crónica y con un equilibrio basal delicado, las **fuentes de subsistencia** se ven constantemente interrumpidas, creando episodios de crisis sobreañadidas al propio conflicto armado o al desastre natural. Esto da lugar con frecuencia a la **agudización de emergencias crónicas complejas,** es decir, se dan varios componentes (p. ej., una sequía durante una guerra o una epidemia de cólera tras un terremoto) que influyen en el escenario final que sufren las personas damnificadas.

En el terreno económico es fundamental incluir estrategias de **reanudación segura de las actividades económicas** (mercados, transporte, etc.) tan pronto como sea posible.

6. COSTUMBRES

El **"Código de conducta relativo al socorro en casos de desastre para el Movimiento Internacional de la Cruz Roja y de la Media Luna Roja y las Organizaciones No Gubernamentales"** tomado de "Principios y acción en la asistencia internacional humanitaria y en las actividades de protección; XXVI Conferencia Internacional de la Cruz Roja y de la Media Luna Roja, Ginebra, 3 al 7 de diciembre de 1995", al que se adhiere la Agencia Española de Cooperación al Desarrollo, en su Estrategia de Acción Humanitaria lo recoge, en cuyo Anexo IV, apartado IV.5 cita textualmente: "Respetaremos la cultura y las costumbres locales: Nos empeñaremos en respetar la cultura, las estructuras y las costumbres de las comunidades y los países en donde ejecutemos actividades".

En este como en los apartados siguientes el **enfoque antropológico** resulta clave a la hora de ejecutar una intervención. No solo se trata de algo que afirmamos en nuestro **código de conducta,** sino de un elemento necesario si queremos obtener el máximo impacto de nuestra intervención, y de nuevo, en algunos casos garantizar el correcto desarrollo del trabajo de nuestra organización.

El código de conducta indica la necesidad de respetar la cultura, las estructuras y las costumbres de las comunidades y los países en donde ejecutemos actividades.

7. CREDOS POLÍTICOS Y RELIGIOSOS

Dentro del mismo código de conducta al que nos referimos en el apartado anterior, el apartado IV.3. destaca que "la ayuda no se utilizará para favorecer una determinada opinión política o religiosa". A continuación, dice textualmente: "La ayuda humanitaria se brindará de acuerdo con las necesidades de los individuos, las familias y las comunidades. Independientemente del derecho de filiación política o religiosa que asiste a toda ONG de carácter humanitario, afirmamos que la ayuda que prestemos no obliga en modo alguno a los beneficiarios a suscribir esos puntos de vista. No supeditaremos la promesa, la prestación o la distribución de ayuda al hecho de abrazar o aceptar una determinada doctrina política o religiosa". Asimismo, el apartado IV.4 se refiere a: "Nos empeñaremos en no actuar como instrumentos de política exterior gubernamental".

En entornos de múltiples víctimas la consideración de las opciones religiosas es clave y cobran especial importancia la idea de trascendencia de la población local así como el **correcto manejo de los cadáveres,** de acuerdo con las costumbres locales (con excepción **siempre negociada con enfoque antropológico** de los **supuestos especiales de riesgos de salud pública/epidemias**) (Figura 2). Debe también prestarse especial atención al **componente psicosocial** con la familia de las personas fallecidas. No contemplar estos aspectos puede crear serios problemas tanto en nuestro **trabajo** como en nuestra **seguridad.** El **enfoque intercultural** es muy importante.

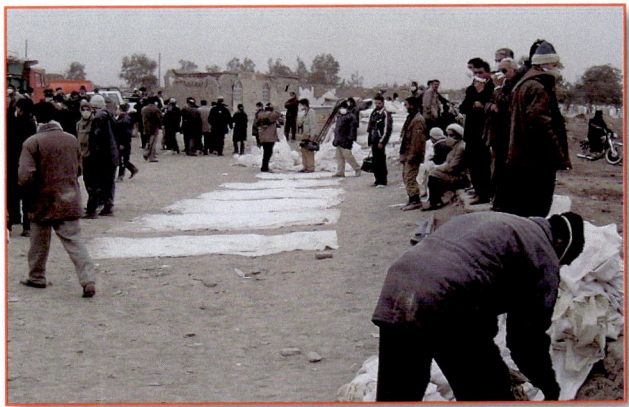

Figura 2. Entierro de miles de personas según costumbres tradicionales tras el terremoto de Bam, Irán.

8. ESTRUCTURA FAMILIAR

En toda intervención de emergencia resulta importante considerar varios elementos en cuanto a las **unidades familiares. El concepto de familia varía según las culturas.** El contexto económico y las costumbres marcan el tamaño, la localización y los medios de vida de las familias. No es infrecuente encontrar unidades familiares integradas por varias generaciones y distintos grados de parentesco en la misma residencia. Por ello, en ocasiones, el **impacto sobre la unidad familiar** se concentra y es muy alto. Además de **disminuir las posibilidades de subsistencia de las personas vulnerables** (p. ej., niños, personas dependientes y discapacitadas), el **impacto psicosocial** es muy alto y las posibilidades de sostén más bajas (Figura 3).

9. PERSPECTIVA DE GÉNERO

Las **mujeres sostienen con frecuencia las unidades familiares,** en su **desigual papel** otorgado como **cuidadoras.** Este desempeño es una **función capital en las comunidades expuestas a catástrofes.** Con frecuencia este papel hace que

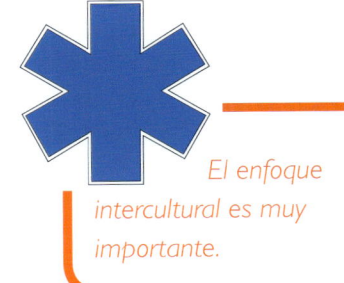

El correcto manejo de los cadáveres debe respetar las costumbres religiosas locales.

El enfoque intercultural es muy importante.

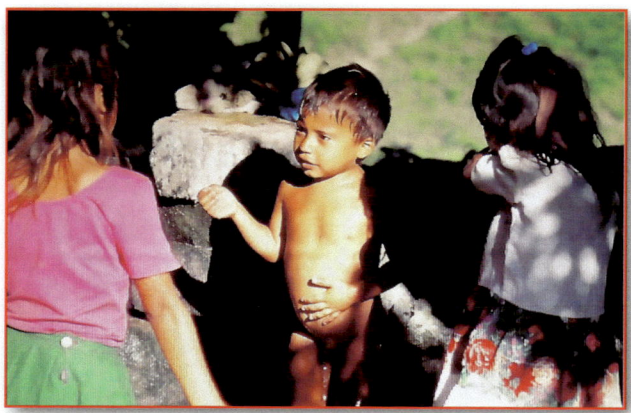

Figura 3. Ducha improvisada tras el huracán Mitch, Honduras.

sean **particularmente vulnerables,** al **primar las obligaciones de cuidado sobre las de autocuidado.** Velaremos por que en nuestros programas de ayuda se **apoye específicamente esa función,** sin restarle importancia y **prestándole especial atención.**

10. DEMOGRAFÍA

La distribución demográfica, la superpoblación y la pirámide de distribución etaria son elementos que hay que considerar en las intervenciones humanitarias. Las pirámides poblacionales de escasa altura con base muy ancha nos hacen pensar en un país con **alta natalidad y baja esperanza de vida.** Las familias muy numerosas son, en cierto modo, un intento de disminuir la vulnerabilidad, pero al mismo tiempo presentan serias dificultades para lograr la supervivencia de los más pequeños. Deberíamos esperar pues un contexto de **alta mortalidad infantil, alta mortalidad materna, alta prevalencia de enfermedades infecciosas tratables, escaso acceso a salud y poca presencia de enfermedades o problemas de salud crónicos.**

Por el contrario, en una pirámide invertida de gran altura podríamos esperar menor presión asistencial de la edad pediátrica y obstétrica y **mayor necesidad de continuar tratamientos de enfermedades crónicas** que se han interrumpido. La asistencia a población desplazada o migrante, por conflictos, epidemias o catástrofes naturales, tiene los mismos condicionantes, desde el punto de vista demográfico, que los del país de origen.

https://www.humanitarianresponse.info/system/files/documents/files/Gender Handbook - Spanish FINAL.pdf

11. SITUACIÓN SANITARIA

El conocimiento de la situación sanitaria basal nos ayuda a **planificar nuestras intervenciones.** Deberemos establecer **rápidamente** un **sistema de asistencia que garantice el acceso y el derecho a la salud.** Pero esta actuación debe ser compatible con la idea de **no crear complejas estructuras paralelas difícilmente sostenibles** que, cuando decidamos irnos, dejen un vacío que produzca un **aumento de morbilidad y mortalidad** secundario por disminución de referencias claras. Para las intervenciones es muy positivo, clave, tener en cuenta, adaptarse e **incorporar al sistema sanitario local, en la medida de lo posible** (Figura 4).

http://www.un.org/es/development/progareas/population.shtml

Los datos de la situación sanitaria, la información y estadísticas pueden encontrarse en el **Observatorio Mundial de la Salud.** Particularmente importantes son las estadísticas rela-

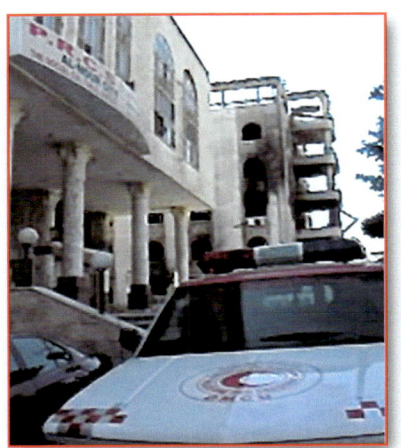

Figura 4. Hospital de Cruz Roja, Franja de Gaza.

cionadas con la **esperanza y calidad de vida,** las **enfermedades prevalentes, infecciosas, tratables, comunicables y no comunicables, el sistema de salud pública, los riesgos de enfermedades transmitidas por vectores, el acceso a agua y saneamiento.** La situación de la **asistencia materna, la asistencia en la edad pediátrica y los datos de inmunización** completan un abordaje básico (Figura 5).

No debemos olvidar **monitorizar los datos,** de modo continuo, contrastando la situación real con nuestras propias fuentes y las fuentes de verificación locales una vez comience nuestro trabajo en el terreno.

http://www.who.int/gho/es/

El conocimiento de la situación sanitaria basal ayuda a planificar nuestras intervenciones.

12. ESTRUCTURA SANITARIA

En cuanto a los datos precisos previos a nuestra partida, que hay que contrastar posteriormente con las autoridades locales, resulta interesante conocer el **tipo de sistema de salud,** su organización, el **gasto en salud** (en un país de altos ingresos suele superar los 1.000 dólares por persona y año, en los de renta baja a veces no supera los 100 y podríamos esperar unos niveles basales muy deficitarios por debajo de los 10 dólares). Es importante conocer el **acceso real, económico**

Deberemos establecer rápidamente un sistema de asistencia que garantice el acceso y el derecho a la salud compatible con la idea de no crear complejas estructuras paralelas difícilmente sostenibles.

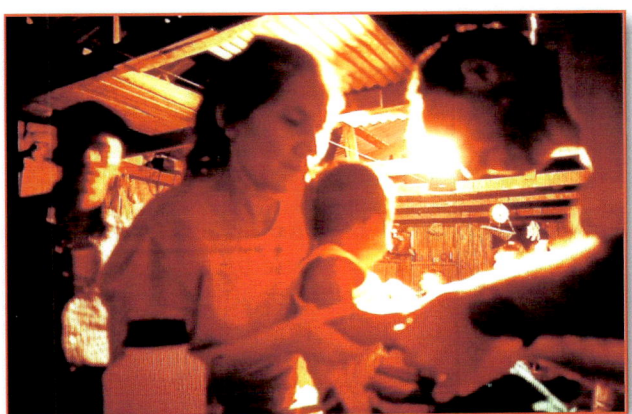

Figura 5. Consulta nocturna. Huracán Mitch, Honduras.

y logístico de la población a los servicios sanitarios antes y durante la emergencia. En algún caso es posible que trabajemos en un centro de salud vacío, en medio de un terremoto, un conflicto, etc.

También investigaremos de cuántos **trabajadores sanitarios** por habitante disponían y su capacitación, cuál era su **método de financiación,** la **disponibilidad de medicinas esenciales,** la **disponibilidad tecnológica** en salud, **datos sobre la efectividad** del sistema y la **disponibilidad real de servicios esenciales** (Figura 6).

Conociendo todos estos datos podremos planificar qué llevar, qué reponer, qué no llevar y cómo distribuir nuestra ayuda (Figura 7).

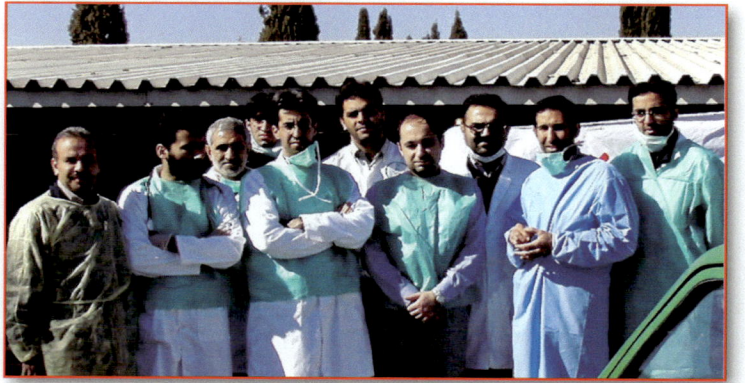

Figura 6. Equipo quirúrgico local tras el terremoto de Bam, Irán.

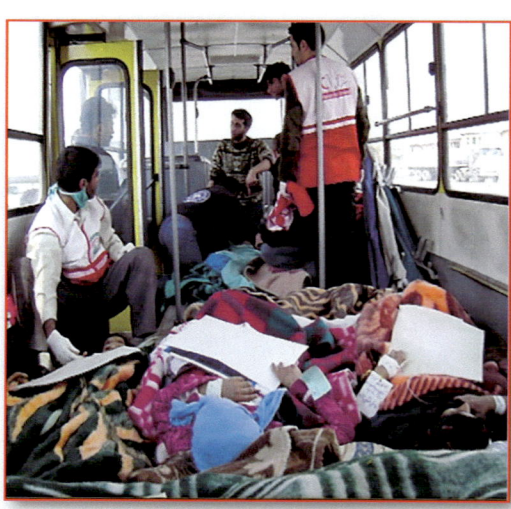

Figura 7. UCI improvisada tras el terremoto de Bam, Irán.

Conociendo todos los datos sobre el sistema de salud podremos planificar qué llevar, qué reponer, qué no llevar y cómo distribuir nuestra ayuda.

13. ESTRUCTURA DE ASISTENCIA PSICOSOCIAL

Muchos de los **países de renta baja no disponen de servicios sociales avanzados** en situación basal. Durante las emergencias se produce un pico de esta necesidad. Cada vez hay más organizaciones especializadas en garantizar la asistencia social de las víctimas más vulnerables, durante y después de las emergencias.

Una vez que partamos, cualquier **estructura o recurso necesario creado para dar asistencia social** (a huérfanos, mujeres en situación de vulnerabilidad o víctimas de violencia de género o abusos, personas dependientes o enfermos que precisen una atención social especial) debe ser **sostenible.**

Los **programas de asistencia psicosocial** son estrictamente necesarios de modo transversal en las intervenciones en catástrofes. Basándonos en las guías IASC de Salud Mental e Intervenciones Psicosociales en Emergencias, la **primera actividad psicosocial que se debe desarrollar es cubrir los requerimientos mínimos básicos** para respetar la dignidad humana en cualquier situación. Una vez garantizadas las necesidades básicas, resulta muy oportuno crear **programas psicosociales,** colectivos o individuales, más avanzados, que permitan afrontar las circunstancias y volver lo antes posible a desarrollar las actividades habituales.

http://www.who.int/hac/network/interagency/news/mental_health_guidelines/en/

14. MEDIO AMBIENTE Y GESTIÓN DE RESIDUOS

El **calentamiento global** es responsable del **aumento de los fenómenos climatológicos que pueden dar lugar a catástrofes naturales.** Existe un aumento exponencial de estos fenómenos desde la década de 1960. Sequías, hambrunas, inundaciones, tifones y huracanes son más frecuentes e intensos.

Los **patrones climáticos** están cambiando la distribución y **aumentando la zona sensible a enfermedades antes llamadas tropicales.** La distribución de los vectores de estas enfermedades también se modifica. Es previsible que encontremos patrones geográficos diferentes de estas enfermedades transmisibles, progresivamente, en los próximos años.

La responsabilidad sobre el **cambio climático** siempre parece estar orientada a los recursos colectivos pero, sin duda, también es una **responsabilidad individual.** En las intervenciones humanitarias se generan un **alto número de residuos,** en ocasiones contaminantes, química o biológicamente, que debemos ser capaces de gestionar de modo adecuado. Es importante **evitar crear una catástrofe medioambiental tras una emergencia.**

15. OROGRAFÍA

Los **sistemas de posicionamiento vía satélite** y las iniciativas cartográficas como **Open Street Map,** de libre acceso y distribución, o los sistemas de manejo de datos que permiten localización global como **Open Data Kit,** han cambiado mucho la perspectiva con respecto a los mapas convencionales que estábamos habituados a utilizar, tanto para desplazarnos como para localizar núcleos remotos de población.

Los programas de asistencia psicosocial son estrictamente necesarios de modo transversal en las intervenciones en catástrofes.

La primera actividad psicosocial que se debe desarrollar es cubrir los requerimientos mínimos básicos para respetar la dignidad humana en cualquier situación.

Es más, en las grandes emergencias, sistemas informáticos de cartografía y mapas dibujados por **drones,** que reconstruyen las vías de comunicación subsistentes y que se publican periódicamente en **Reliefweb** u otras fuentes, van mejorando estos datos.

La orografía y la orientación son aún un **reto en regiones montañosas** (como en el caso del terremoto de Nepal) o con baja cobertura de satélites.

Pero conocer dónde estamos no es la única dificultad que solventar respecto a la orografía (no esperamos los mismos retos en un desierto que en el Himalaya, en una selva tropical que en invierno en una región con clima continental severo). Las **condiciones climatológicas** pueden variar ostensiblemente, determinando las patologías prevalentes, las necesidades de abrigo o la logística de nuestras intervenciones.

Es importante considerar detenidamente estos condicionantes antes de comenzar la misión.

16. VÍAS DE COMUNICACIÓN

Existen básicamente tres vías de comunicación en las catástrofes: tierra, mar y aire.

Las **comunicaciones por tierra son las más frecuentes.** Los sistemas de transporte deben ser adecuados al medio por el que se desplacen. Solo excepcionalmente no son necesarios **vehículos de conducción todoterreno** para acceder a los lugares más complejos. A este respecto conviene destacar dos aspectos fundamentales: la principal causa de mortalidad en las emergencias humanitarias no son las bombas o los proyectiles, sino los accidentes de tráfico. Los vehículos que manejamos, o en los que nos desplazan, se estropean a pesar de ser resistentes. Por tanto, es aconsejable que sean sencillos y dispongan de sistemas de reparación autogestionables. Un vehículo estropeado en un conflicto puede suponer la muerte.

Las **comunicaciones terrestres** con frecuencia se ven interrumpidas en las catástrofes, incluso a veces en situación basal (en España quedan pueblos aislados por la nieve y en muchas localizaciones, principalmente en África o Asia, por las lluvias). Aun así constituirán nuestra primera vía de comunicación, tanto para las personas como para los suministros.

Las vías de comunicación son a menudo complicadas y no es extraño obtener promedios de entre 10 y 25 km por hora. Es importante calcular bien los tiempos para evitar problemas en rutas poco transitadas e inseguras.

Las **vías marítimas son relativamente fiables para barcos de gran calado.** Permiten desplazar gran cantidad de personas y suministros, aunque exigen mucho tiempo para los desplazamientos. Dependiendo de las características orográficas, ocasionalmente constituirán nuestra única vía de comunicación con determinados

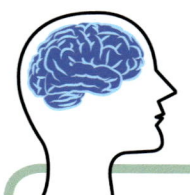

RECUERDA QUE

Hay que estudiar con anterioridad la orografía del terreno, así como manejar correctamente las técnicas y los equipos de orientación.

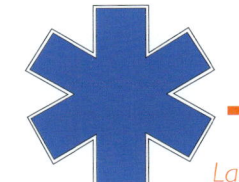

núcleos aislados (p. ej., la costa oeste de Sumatra en el tsunami de 2004). Al igual que los aviones, son más fáciles de cargar, en un puerto grande con muchos estibadores, que de descargar, en una playa pequeña, sin un muelle asociado.

Los **medios de transporte locales aéreos son muy eficaces en las emergencias,** sobre todo cuando disponen de una movilidad adecuada, como los helicópteros. Deben seguir regulaciones aéreas y son muy caros de mantener y sostener. Aun con estos inconvenientes, cada vez se emplean más en emergencias con acceso complejo. Los **transportes aéreos no tripulados** ya han sido utilizados y es muy probable que sean imprescindibles en el futuro.

Las comunicaciones terrestres con frecuencia se ven interrumpidas en las catástrofes. Aun así constituirán nuestra primera vía de comunicación, tanto para las personas como para los suministros.

17. REDES DE COMUNICACIÓN

Clásicamente, hablamos de redes de comunicación refiriéndonos a telefonía, radio y conexiones de datos (Figura 8).

La **telefonía fija es muy escasa** en muchos contextos y no suele funcionar en las catástrofes.

La **telefonía móvil está muy desarrollada incluso en áreas remotas y deprimidas** del planeta. Aun así, en catástrofes naturales o conflictos no deberíamos confiar exclusivamente en un sistema. Las **conexiones de datos suelen ser lentas e ineficaces.** Las tarjetas de compañías locales suelen funcionar mejor que las internacionales y son más económicas.

La **telefonía satélite** es cada vez más fiable, aunque existen aún regiones con baches de cobertura. Las **conexiones de datos** vía satélite son progresivamente más rápidas y seguras.

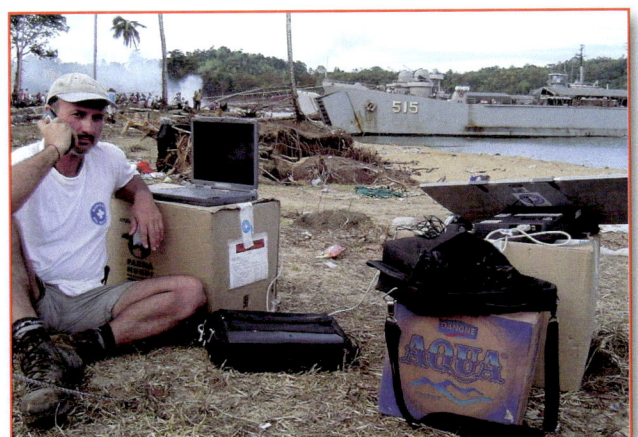

Figura 8. Telecomunicaciones en la "oficina". Tsunami en Calang, Indonesia.

La **radio,** tanto UHF como VHF, es una **conexión fiable en áreas cercanas con orografía favorable.** En otras zonas precisa una logística de instalación más compleja, que además podría permitir conexiones internacionales. La radio es un excelente sistema de comunicación local, basalmente o en el caso de que no estén disponibles otros medios de comunicación.

En líneas generales, **confiar en un solo medio de comunicación podría ponernos en aprietos.** Por ello es ideal **combinar varios sistemas** con un orden establecido de uso para cada uno de ellos.

https://www.etcluster.org/about-etc

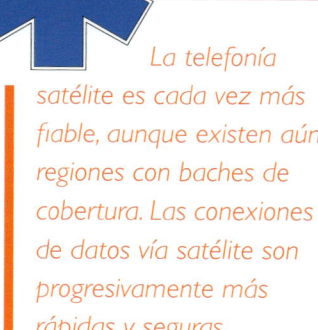

La telefonía satélite es cada vez más fiable, aunque existen aún regiones con baches de cobertura. Las conexiones de datos vía satélite son progresivamente más rápidas y seguras.

Existe un **clúster de comunicaciones** al que están suscritas todas las agencias que integran la red de IASC, y que trabaja directamente en las emergencias para mejorar los sistemas, supervisión y asesoramiento con otras organizaciones. También existen organizaciones específicamente dedicadas al transporte o las telecomunicaciones.

18. COMUNICACIÓN

Las emergencias internacionales son con frecuencia **foco de interés de los medios de comunicación** masivos. Es relativamente frecuente que contactemos con emisoras de televisión, radio o medios digitales.

Nuestras opiniones o interpretaciones sobre los acontecimientos pueden estar sesgadas por nuestros sentimientos personales.

Es importante que las organizaciones tengan **líneas de información internas y externas definidas,** y **portavoces** que transmitan una opinión objetiva pactada que responda a un consenso general. Para crear esa opinión los departamentos de comunicación deben crear **argumentarios** que faciliten una explicación sencilla y comprensible de la situación de la emergencia y las acciones que se están llevando a cabo para ayudar a la población en crisis.

19. SEGURIDAD

19.1. Autocuidado. Seguridad física *(safety)*

Las misiones internacionales son muy **exigentes** desde un punto de vista físico y mental. Viviremos en un **ambiente hostil,** frecuentemente en condiciones difíciles, con **riesgos para nuestra salud** y para la de nuestro equipo (Figura 9). El **clúster de seguridad** es la máxima autoridad coordinadora en una emergencia, junto con las fuerzas de seguridad presentes.

La radio, tanto UHF como VHF, es una conexión fiable en áreas cercanas con orografía favorable.

19.1.1. Antes de partir

Comprobaremos que nuestro **estado físico y mental es el adecuado** para resistir el estrés. Cumpliremos las medidas que se indiquen en nuestra organización en cuanto a **profilaxis de enfermedades transmisibles prevalentes** en la zona. Actualizaremos nuestras **vacunaciones internacionales.** Es importante que nuestro **estado de salud basal** sea adecuado

http://www.ngosafety.org/SLT

y podamos resistir el estrés que supone vivir fuera de nuestro entorno, con **alimentación diferente y condiciones climáticas** ocasionalmente muy duras.

19.1.2. Durante la misión

Cumpliremos los **protocolos preventivos en cuanto a profilaxis,** prevención de enfermedades transmisibles, tanto por vectores como por **transmisión fecal oral.**

Nos veremos expuestos a situaciones de difícil **manejo psicológico,** muertes y escenarios desastrosos, gran afluencia de heridos graves y condiciones basales vitales muy complicadas. Es importante **cuidar de nuestra salud mental** y **solicitar la ayuda adecuada** en caso

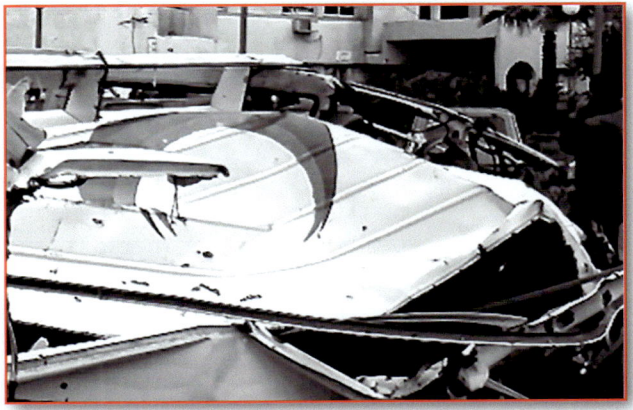

Figura 9. Ambulancia bombardeada frente al hospital Shifa, Franja de Gaza.

de notar síntomas de estrés, anorexia o bulimia, carencia de sueño, desmotivación o anhedonia, entre otros.

Mención especial de nuevo merecen los **accidentes de tráfico,** principal causa de muerte e incapacidad de los trabajadores internacionales desplazados a emergencias internacionales. Deben preverse no solo con conducción segura **(evitar exceso de velocidad en carreteras inseguras),** sino también asegurando el correcto mantenimiento **(evitar neumáticos en mal estado)** y funcionamiento de los vehículos.

19.1.3. Después de la misión

Completaremos nuestra **profilaxis. Descansaremos** adecuadamente. Estaremos atentos a **sintomatología de trastorno por estrés postraumático,** depresión u otras alteraciones del ánimo. Resulta interesante establecer grupos de autoayuda donde compartir posible sintomatología relacionada.

19.2. Seguridad externa (security)

19.2.1. Seguridad pasiva

Se entiende como seguridad pasiva las **medidas de protección de la organización ante actos delictivos cometidos contra la misma.** Son medidas de defensa que incluyen barreras físicas para evitar robos, hurtos, heridas por bala o arma blanca,

El clúster de seguridad es la máxima autoridad coordinadora en una emergencia, junto con las fuerzas de seguridad presentes.

aprendizaje de actitudes que se deben seguir ante réplicas de seísmos o actitudes que hay que evitar en regiones con riesgo de secuestro, entre otras muchas (Figura 10).

19.2.2. Seguridad activa

Son medidas de seguridad que tienen como objetivo la protección directa, no con medidas preventivas, sino con **medidas activas, como vigilantes armados** (Figura 11). En líneas generales son menos eficaces que los protocolos de seguridad pasiva, y en ocasiones arriesgadas, por ello se prefieren las medidas de información y seguridad pasiva.

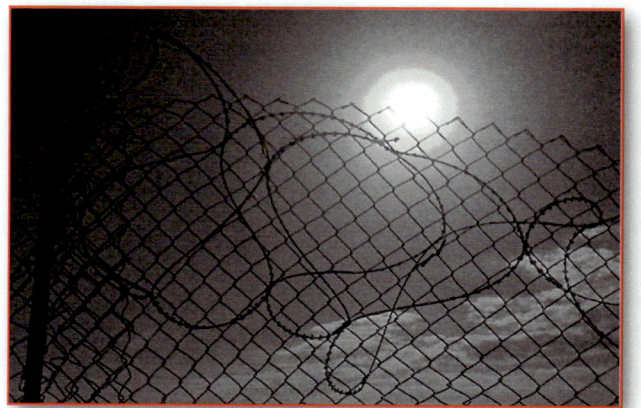

Figura 10. Valla en el puerto de Gaza al atardecer.

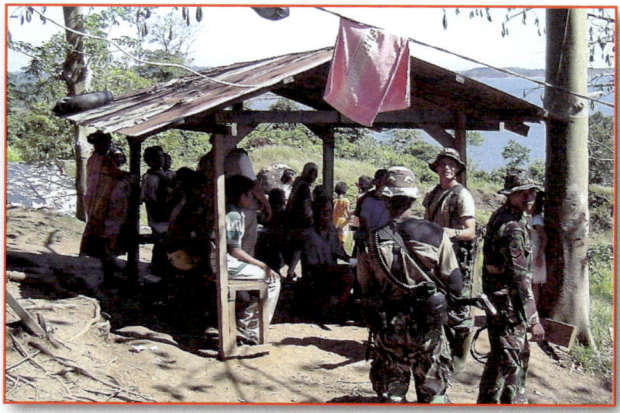

Figura 11. Una consulta vigilada tras el tsunami en Calang, Indonesia.

Es crucial entender que la responsabilidad sobre la seguridad debe tener un abordaje colectivo, pero además, y sobre todo, es una cuestión individual.

Para trabajar en contextos muy complejos es preciso realizar **cursos específicos de seguridad.** Existen organizaciones, como INSO en varios contextos, o GANSO en Palestina, que realizan esta función de acompañamiento. Programas como *Saving Lives Together: A Framework for improving Security Arrangements Among IGOs, NGOs and UN in the Field,* aprobado en el Inter-Agency Standing Committee 66Th Working Group Meeting, son de imprescindible conocimiento y cumplimiento.

En cualquier caso, es crucial entender que **la responsabilidad sobre la seguridad debe tener un abordaje colectivo, pero además, y sobre todo, es una cuestión individual.**

Amplía tus conocimientos

Código de conducta relativo al socorro en casos de desastre para el Movimiento Internacional de la Cruz Roja y de la Media Luna Roja y las Organizaciones No Gubernamentales	https://www.icrc.org/spa/resources/documents/misc/64zpm8.htm	
Agencia Española de Cooperación al Desarrollo. Estrategia de Acción Humanitaria	http://www.aecid.es/CentroDocumentacion/Documentos/Planificación estratégica por sectores/DES_AH.pdf	
La Antropología en la Ayuda Humanitaria. Serie Ayuda Humanitaria, Textos básicos Vol. 8. Instituto de Derechos Humanos. Universidad de Deusto. Bilbao, 2000	http://www.deusto-publicaciones.es/deusto/pdfs/humanitaria/humanitaria08.pdf	
Correcto manejo de los cadáveres	https://www.icrc.org/eng/assets/files/other/icrc-002-0880.pdf	

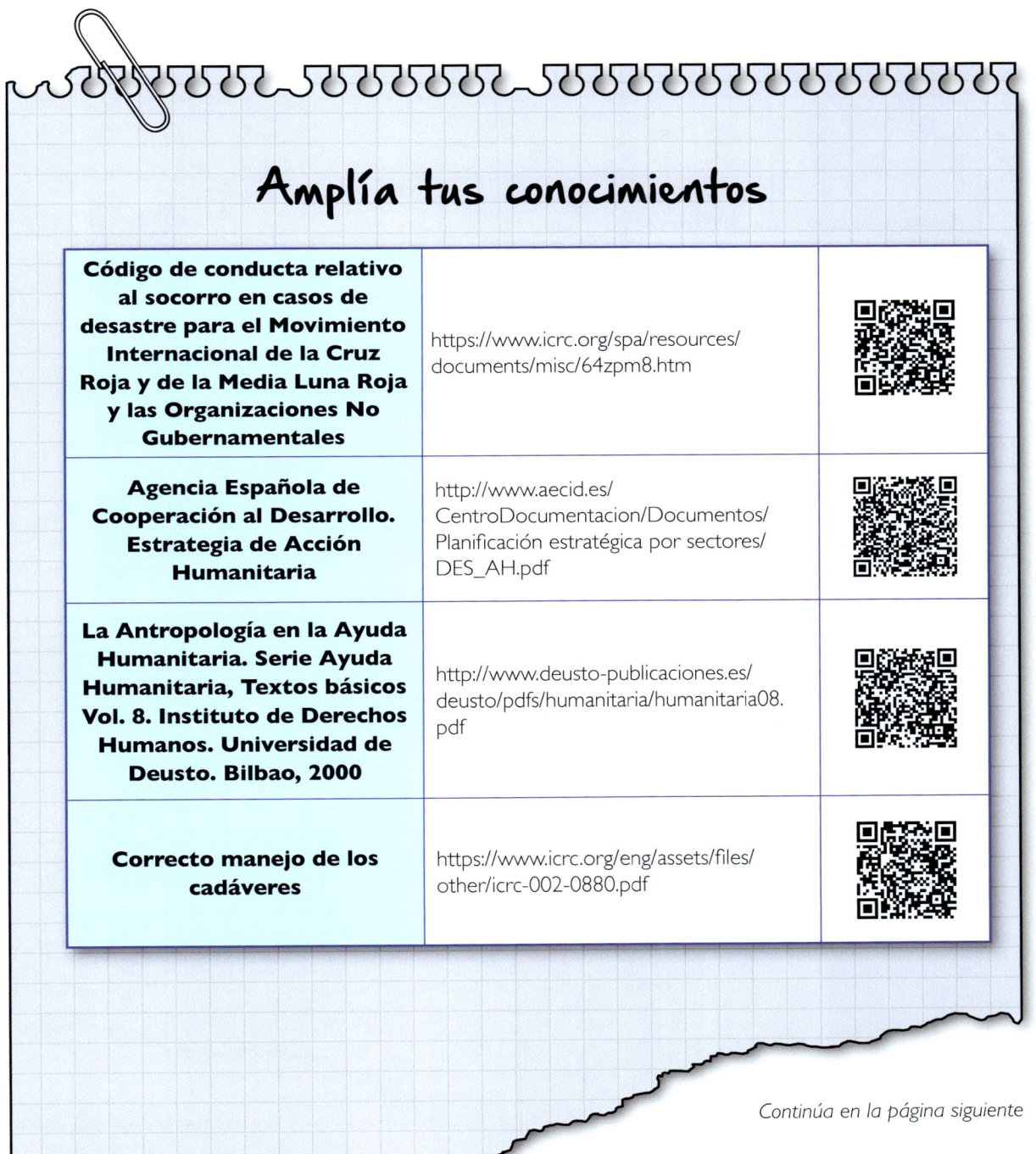

Continúa en la página siguiente

Asistencia materna, asistencia en la edad pediátrica y datos de inmunización	http://apps.who.int/gho/data/?theme=home	
Evitar crear una catástrofe medioambiental tras una emergencia	http://www.tagusbooks.com/leer?li=1&isbn=9788416423200	
Open Street Map	https://www.openstreetmap.org/ -map=5/51.500/-0.100	
Open Data Kit	https://opendatakit.org	
Drones	https://www.directrelief.org/2015/10/humanitarian-uav-drone-experts-mit/	

Continúa en la página siguiente

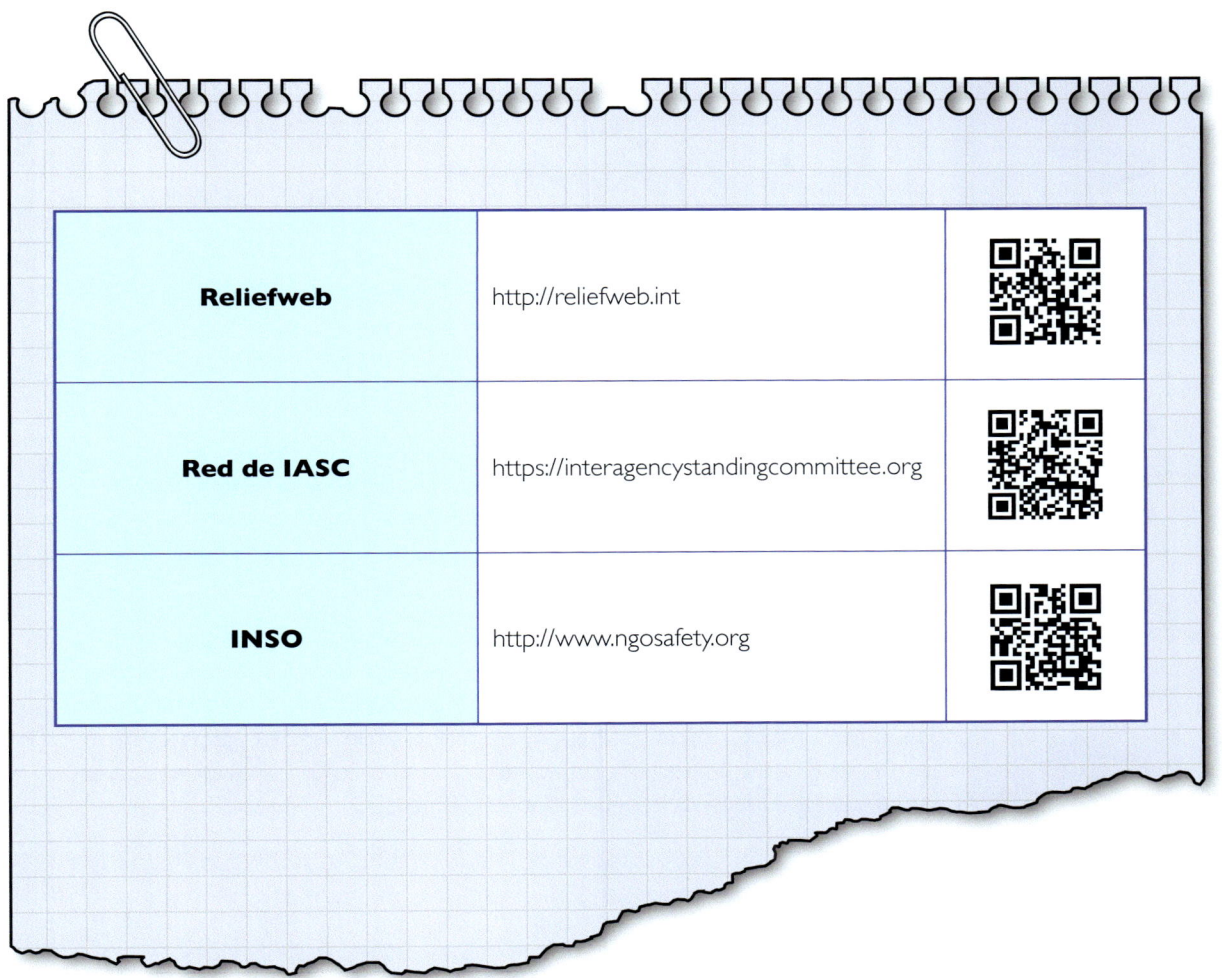

Reliefweb	http://reliefweb.int	
Red de IASC	https://interagencystandingcommittee.org	
INSO	http://www.ngosafety.org	

Resumen

- La **intervención humanitaria** debe adaptarse, de la mejor manera posible, a las costumbres locales. Manejar correctamente el enfoque intercultural y antropológico resulta más eficaz y será determinante en la seguridad y en el éxito de la intervención.

- Para conseguir la **integración** necesaria en el país afectado es clave el conocimiento, antes de partir y durante nuestra estancia, de los fundamentos socio-demográficos de su población. La búsqueda de información debe hacerse en fuentes reputadas, entendiéndose como aquellas que reciben un respaldo oficial y comprobado para cada uno de los datos requeridos.

- El análisis de la evidencia obtenida mediante los estudios aportados por la inteligencia sanitaria no debe concluir con las necesidades básicas de subsistencia (alojamiento, vestido, alimentos y medicinas). El estudio debe abordar también fundamentos sociodemográficos básicos de la población del país afectado para preparar mejor nuestra intervención, adaptándola a las costumbres locales para garantizar su seguridad y conseguir un éxito completo.

- También debe analizar otros aspectos de índole política, económica, psicosocial, sanitaria y geográfica.

- El **código de conducta** exige respetar la cultura, las estructuras y las costumbres de las comunidades y los países en donde ejecutemos actividades. No contemplar estos aspectos puede crear serios problemas tanto en nuestro trabajo como en nuestra seguridad. El enfoque intercultural es muy importante.

- El conocimiento de la **situación sanitaria basal** nos ayuda a planificar nuestras intervenciones. Deberemos establecer rápidamente un sistema de asistencia que garantice el acceso y el derecho a la salud. Pero esta actuación debe ser compatible con la idea de no crear complejas estructuras paralelas difícilmente sostenibles que, cuando decidamos irnos, dejen un vacío que produzca un aumento de morbilidad y mortalidad secundario por disminución de referencias

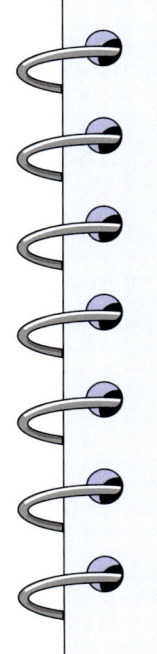

claras. Para las intervenciones es muy positivo, clave, tener en cuenta, adaptarse e incorporar al sistema sanitario local, en la medida de lo posible.

– Los sistemas de posicionamiento vía satélite y las iniciativas cartográficas digitales sirven perfectamente tanto para desplazarnos como para localizar núcleos remotos de población. Es necesario estudiar previamente la orografía del terreno, así como manejar correctamente las técnicas y los equipos de orientación.

– Las comunicaciones terrestres con frecuencia se ven interrumpidas en las catástrofes. Aun así, constituirán nuestra primera vía de comunicación, tanto para las personas como para los suministros.

– Los sistemas de comunicación más empleados son: la telefonía satélite, las conexiones de datos vía satélite y la radio, tanto UHF como VHF.

– El concepto de seguridad distingue la seguridad física (el autocuidado) y la seguridad externa, debiendo cuidarse con esmero durante las distintas fases que componen la misión.

GLOSARIO

Acciones clave: son actividades y aportes que se sugiere realizar para ayudar a cumplir las normas esenciales.

Indicadores clave: son las "señales" que permiten comprobar si se ha cumplido o no una norma.

Normas esenciales: son de índole cualitativa y especifican los niveles mínimos que deben alcanzarse en una respuesta humanitaria.

Notas de orientación: versan sobre los puntos específicos que han de tenerse en cuenta a la hora de aplicar las normas esenciales, las acciones clave y los indicadores clave en situaciones diferentes.

A B R E V I A T U R A S Y S I G L A S

OCHA: Oficina para la Coordinación de Asuntos Humanitarios.

ECHO: Departamento de Ayuda Humanitaria y Protección Civil de la Comisión Europea.

AECID: Agencia Española de Cooperación Internacional y Desarrollo.

ACNUR, UNHCR: Agencia de la ONU para los Refugiados.

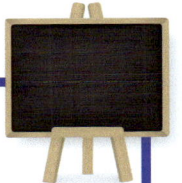

EJERCICIOS

E1. Conforme a lo estudiado en este capítulo, prepara una acción de inteligencia sanitaria en el país que tú elijas, el cual ha sufrido una catástrofe natural acorde al territorio donde se encuentra.

E2. Perfecciona el ejercicio anterior: sobre el mapa, localiza diez focos que necesiten ayuda urgentemente. Sitúa el campamento base de la misión y traza las vías de comunicación desde este hasta cada foco de atención. Posteriormente, busca la mejor interconexión entre cada foco y trata de establecer una red de comunicación lo más completa posible.

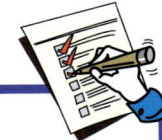

EVALÚATE TÚ MISMO

1. Toda acción humanitaria debe prepararse para:
- ❏ a) Adaptarse, de la mejor manera posible, a las costumbres locales.
- ❏ b) Adaptarse, de la mejor manera posible, a las costumbres locales. Manejar correctamente el enfoque intercultural y antropológico aumentará la eficacia.
- ❏ c) Adaptarse, de la mejor manera posible, a las costumbres locales. Manejar correctamente el enfoque intercultural y antropológico, no solo nos hará más eficaces, sino que en muchos casos podrá influir de modo determinante en la seguridad y el éxito de la intervención.
- ❏ d) Todas las respuestas anteriores son correctas y, además, la c es la más completa.

2. Para conseguir la integración necesaria en el país afectado es clave:
❑ a) Someterse a las costumbres y rituales locales.
❑ b) Vestir y utilizar los mismos símbolos exteriores que utilizan sus habitantes.
❑ c) El conocimiento, antes de partir y durante nuestra estancia, de los fundamentos sociodemográficos de su población.
❑ d) Hablar su idioma oficial.

3. Antes de desplazar un contingente de acción humanitaria:
❑ a) Debemos plantearnos si el país afectado necesita ayuda y, en caso de necesitarla, si la ha solicitado internacionalmente.
❑ b) Debemos tener preparados los pasaportes y visados.
❑ c) Nos reuniremos con todas las organizaciones interesadas en intervenir para fijar el día y la hora de partida.
❑ d) Solicitaremos a Naciones Unidas los permisos necesarios.

4. ¿Debemos respetar los derechos de soberanía de cada país?:
❑ a) Sí, siempre.
❑ b) Solo cuando las víctimas no demanden nuestra ayuda.
❑ c) No, porque la injerencia está amparada por el Derecho Internacional Humanitario.
❑ d) No, nunca.

5. La búsqueda de información debe hacerse en fuentes reputadas. ¿Qué se entiende por fuentes de información reputadas?:
❑ a) Aquellas que son más frecuentemente consultadas porque ofrecen los datos requeridos.
❑ b) Aquellas que reciben un respaldo oficial y comprobado para cada uno de los datos requeridos.
❑ c) Aquellas que pertenecen a los gobiernos de los países.
❑ d) Aquellas que sirven de fuentes de información a los medios de comunicación social, tipo agencias de noticias.

6. ¿De dónde proceden las estadísticas oficiales sobre el desarrollo de un país y la información sobre salud pública y situación sanitaria basal?:
- ❏ a) De los Informes sobre Desarrollo Humano Potencial y del Observatorio Mundial de Sanidad de la Organización Internacional de la Salud.
- ❏ b) De los Informes sobre Desarrollo Humano y del Observatorio Mundial de la Salud de la Organización Mundial de la Salud.
- ❏ c) De los anuarios estadísticos y memorándums del Comité Internacional de la Cruz Roja.
- ❏ d) Del Instituto Nacional de Estadística y del Ministerio de Sanidad.

7. El análisis de la evidencia obtenida mediante los estudios aportados por la inteligencia sanitaria debe incluir (elige la respuesta más completa):
- ❏ a) Las necesidades básicas de alojamiento y fundamentos religiosos de la población del país afectado.
- ❏ b) Las necesidades básicas de manutención y fundamentos políticos de la población del país afectado.
- ❏ c) Las necesidades básicas de subsistencia y fundamentos sociodemográficos básicos de la población del país afectado.
- ❏ d) Las necesidades básicas de infraestructuras y alternativas asequibles.

8. ¿Para qué se aportan estudios sobre inteligencia sanitaria?:
- ❏ a) Para preparar mejor nuestra intervención adaptándola a las costumbres locales.
- ❏ b) Para garantizar su seguridad y conseguir un éxito completo.
- ❏ c) Para demostrar que la intervención es necesaria.
- ❏ d) Las respuestas a y b son correctas.

9. Con respecto a la consideración de las opciones religiosas en entornos de múltiples víctimas es clave:
- ❏ a) El correcto manejo de los cadáveres, de acuerdo con las costumbres locales (con excepción siempre negociada con enfoque antropológico de los supuestos especiales de riesgos de salud pública/epidemias).
- ❏ b) El componente psicosocial con la familia de las personas fallecidas.

❑ c) No contemplar estos aspectos puede crear serios problemas tanto en nuestro trabajo como en nuestra seguridad.

❑ d) Todas las respuestas anteriores son correctas, ya que el enfoque intercultural es muy importante.

10. El conocimiento de la situación sanitaria basal nos ayuda a planificar nuestras intervenciones. Por ello:

❑ a) Deberemos establecer rápidamente un sistema de asistencia que garantice el acceso y el derecho a la salud, sin crear complejas estructuras paralelas difícilmente sostenibles que, cuando decidamos irnos, dejen un vacío que produzca un aumento de morbilidad y mortalidad secundario por disminución de referencias claras.

❑ b) Solamente implica que los suministros que se deseen repartir entre la población afectada deberán estar acordes con las necesidades aportadas en tales estudios.

❑ c) Para las intervenciones es muy positivo, clave, tener en cuenta, adaptarse e incorporar al sistema sanitario local, en la medida de lo posible.

❑ d) Las respuestas a y c son correctas.

11. Respecto a los programas de asistencia psicosocial:

❑ a) Son estrictamente necesarios de modo transversal en las intervenciones en catástrofes.

❑ b) Se basan en las guías IASC de Salud Mental e Intervenciones Psicosociales en Emergencias.

❑ c) La primera actividad psicosocial que se debe desarrollar es cubrir los requerimientos mínimos básicos para respetar la dignidad humana en cualquier situación.

❑ d) Todas las respuestas anteriores son correctas.

12. Si las comunicaciones terrestres se ven interrumpidas en las catástrofes:

❑ a) Se reemplazan por las aéreas y fluviales.

❑ b) Se reemplazan por las aéreas, marítimas y fluviales.

❑ c) Aun así, constituirán nuestra primera vía de comunicación, tanto para las personas como para los suministros.

❑ d) Siempre quedará un camino para andar.

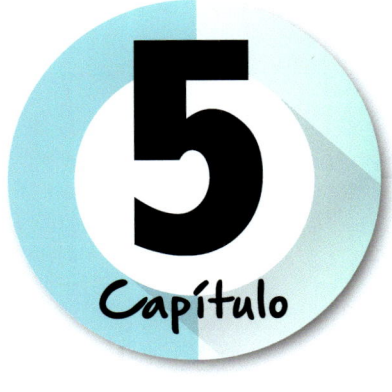

5
Capítulo

APLICACIÓN DE LA DOCTRINA DE MANDO EN LAS CATÁSTROFES

Carlos Álvarez Leiva,
Juana Macías Seda

1. Bases conceptuales
2. Procedimientos para mandar
3. Concepto de gestión de la autoridad
4. Infraestructuras de mando
5. El mando sanitario

Este capítulo tiene como objetivo aplicar la **teoría organizativa** para un mejor control de las situaciones de emergencia colectiva. Frecuentemente usamos la palabra "organización" para identificarla con funcionamiento y así, cuando algo funciona bien decimos que está organizado, ya que el concepto de organización denota la manera de estar dispuesto para realizar algo correctamente.

Una **sociedad** está organizada cuando persigue unos objetivos definidos, dispone de los medios necesarios para conseguirlos y los emplea para alcanzar dichos objetivos. Hablamos de desorganización cuando cada elemento va "por libre", prevaleciendo una serie de intereses o valores individuales sobre la acción de conjunto, por lo que en estas condiciones difícilmente se consiguen metas y cuando se alcanzan es con un enorme desgaste de energía.

Las **situaciones de catástrofes** están caracterizadas por la implantación súbita de una situación de caos, en la que, por definición, todo está desestructurado y además tiende a consumir cuantos intentos de orden se integren en el proceso, a no ser que estos permanezcan anclados en una férrea estructura.

En los momentos de especial dificultad es necesario "inyectar" organización, en forma de medios y procedimientos (desplegar estructuras) para controlar el caos y devolver el equilibrio al lugar.

La **doctrina organizativa** trata de unificar los criterios y las funciones de los diferentes elementos que integran una organización. Cuando aplicamos esta doctrina a la gestión de crisis propiciamos la realización de actividades y tareas concretas con normas similares, de manera estructurada, eficaz y con menores costes.

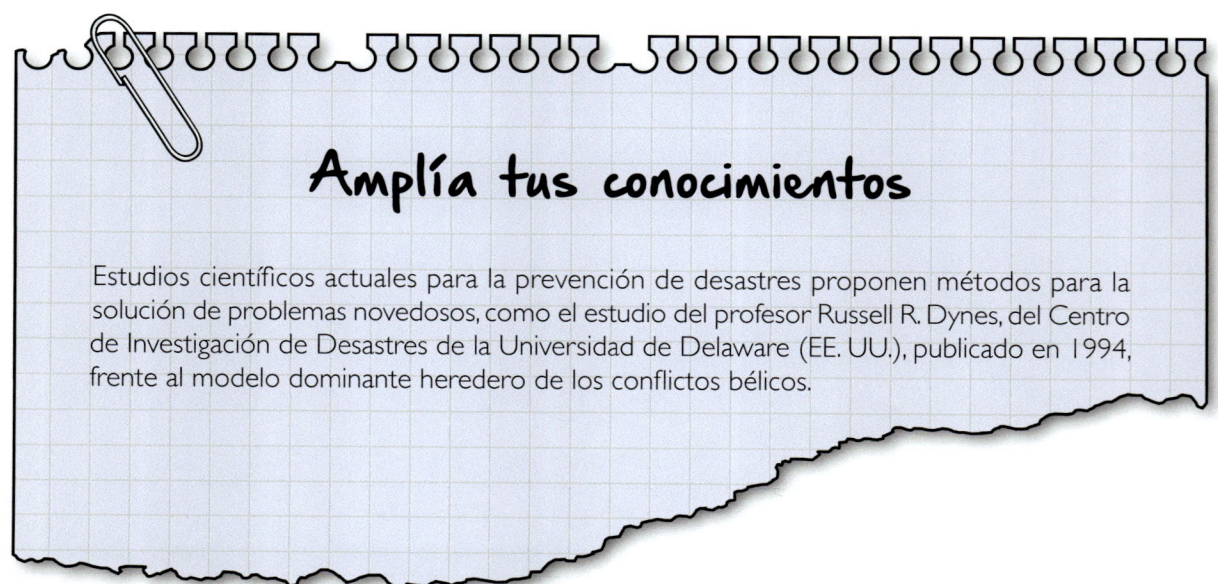

Amplía tus conocimientos

Estudios científicos actuales para la prevención de desastres proponen métodos para la solución de problemas novedosos, como el estudio del profesor Russell R. Dynes, del Centro de Investigación de Desastres de la Universidad de Delaware (EE. UU.), publicado en 1994, frente al modelo dominante heredero de los conflictos bélicos.

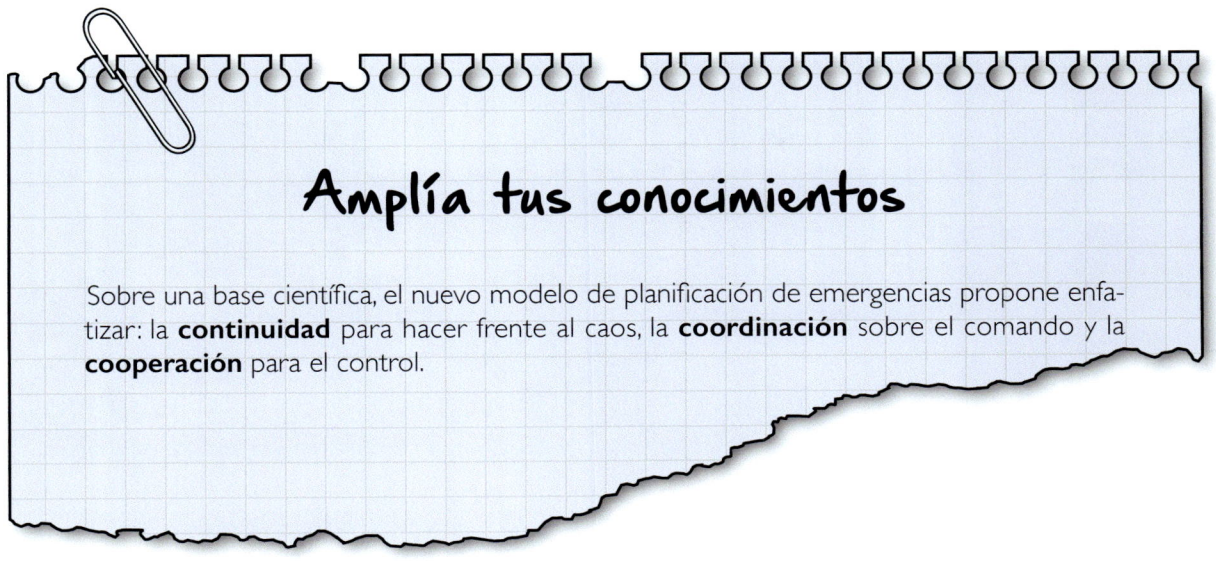

Amplía tus conocimientos

Sobre una base científica, el nuevo modelo de planificación de emergencias propone enfatizar: la **continuidad** para hacer frente al caos, la **coordinación** sobre el comando y la **cooperación** para el control.

1. BASES CONCEPTUALES

1.1. Beneficios de la organización a nivel colectivo (Figura 1)

– Permite conocer los medios humanos y materiales de los que se dispone para realizar las diferentes actividades.

– Fija los objetivos a corto, medio y largo plazo.

– Permite establecer flujos adecuados de comunicación.

– Fomenta la motivación.

– Identifica el papel del conjunto y de cada individuo.

– Facilita la coordinación al definir y establecer los campos de las respectivas competencias.

– Permite un control más completo al delimitar objetivos y procedimientos parciales.

– Pone de relieve los aspectos esenciales de cada estructura de funcionamiento (Figura 2).

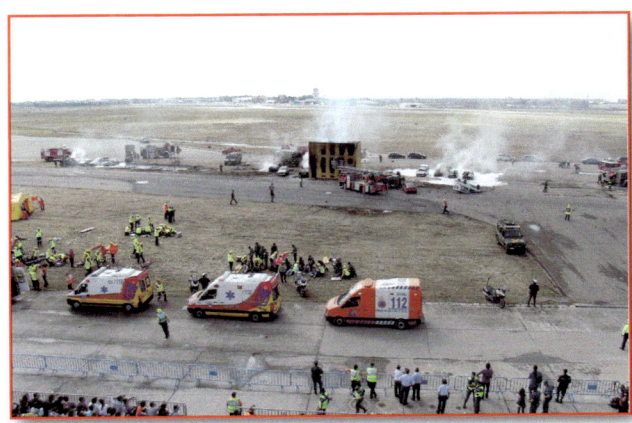

Figura 1. La organización se tiene que ver.

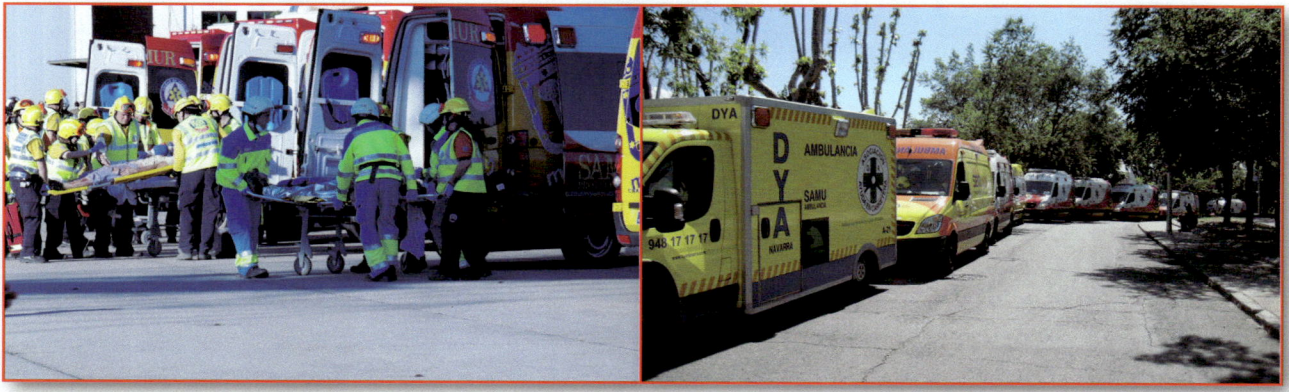

Figura 2. Organización, actividad.

1.2. A nivel de mando

– Conocimiento completo de su competencia, funciones, atribuciones y responsabilidades.

– Facilita el conocimiento de su margen de iniciativa.

– Elimina choque y conflictos de competencia.

1.3. A nivel individual

– Define claramente y de forma concreta las funciones, atribuciones y responsabilidades de cada miembro del equipo.

– Facilita la delimitación y funciones de cada puesto de trabajo.

– Proporciona una información amplia del conjunto.

– Promociona una cooperación eficiente.

2. PROCEDIMIENTOS PARA MANDAR

El concepto clásico de mandar es ejercer la autoridad sobre elementos subordinados de una misma organización. Es el principio básico clásico que preside y estructura la organización y hemos de aclarar que entraña dificultades que no todos saben sortear. Es importante considerar un matiz que impregna la definición: se manda en los elementos de una misma organización.

La organización permite: conocer los medios humanos y materiales de los que se dispone para realizar las diferentes actividades, la competencia, funciones, atribuciones y responsabilidades del mando, así como las funciones, atribuciones y responsabilidades de cada miembro del equipo.

Los conceptos que seguidamente se exponen corresponden a la doctrina clásica, que se adapta muy bien a estructuras organizadas verticalmente –y que aún conservan cierta afinidad con los modos de respuesta de los servicios de seguridad y emergencias–, cuando se trata de responder en situaciones de emergencia desproporcionadas, aunque están en franca regresión por el desarrollo del marco normativo y por las cualificaciones profesionales de dirección de seguridad y emergencias. Los SEM mantienen estructuras jerarquizadas, pero con "cierta inclinación", dado que la autoridad está sujeta al marco normativo laboral (o de la función pública) regulador de las relaciones laborales. Ofrecemos una tabla comparativa entre algunos conceptos importantes:

Concepto clásico	Concepto científico
Autoridad	Competencia
Caos **Comando** **Control**	Continuidad Coordinación Cooperación
Jefe	Líder creativo
Mando **Subordinación**	Liderazgo Participación de alto desempeño

– **Quién manda en quién:** en cada organización manda siempre, única y exclusivamente su jefe, cada uno en la suya. En una catástrofe participan varias organizaciones y cada una está dirigida por un jefe que mandará a los suyos y solo a ellos, es decir, habrá una línea de mando por cada institución, con su función concreta convergiendo a un mismo objetivo; existe una complementariedad inequívoca. En una catástrofe cada jefe dirige a los suyos y controla su función específica.

– **El mando** implica una referencia de autoridad, conocida por todos sus subordinados, institucionalizada a través de un mandato en el que se le reviste técnica, administrativa y socialmente de su rango y se acompaña de la definición de funciones y medios. Igualmente, habrá que definir la temporalidad en el desempeño del cargo, las misiones y los procedimientos de comunicación entre los diferentes escalones.

– **Cómo se manda:** para que el mando sea efectivo es preciso hacerse notar y controlar que se ejecuta lo que se ordena. Solo el jefe que lo hace consigue que se ejecute su orden.

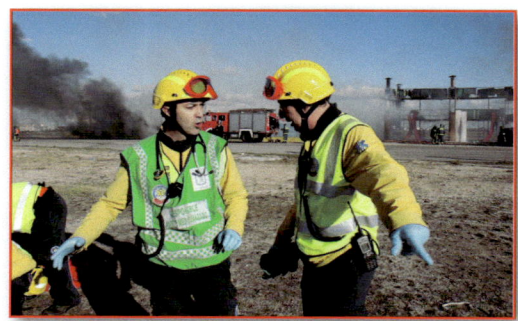

Figura 3. Ejerciendo el mando: explicando y comprendiendo una acción.

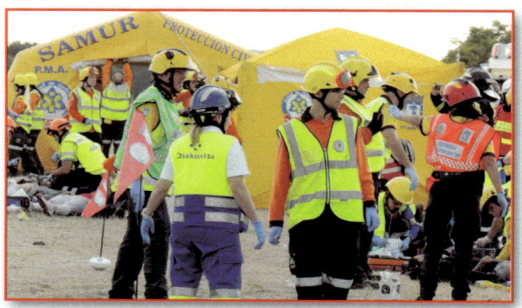

Figura 4. De entre el amarillo de alta visibilidad destaca el rojo identificador de los jefes de los grupos sanitario y bomberos.

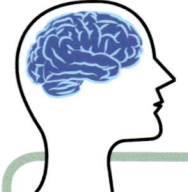

RECUERDA QUE

Habitualmente, la dirección del esfuerzo y la coordinación las lleva el jefe del servicio más implicado en el problema.

El mando se establece a través de una cadena de sucesión (jerarquía) que se va abriendo en ángulos de autoridad. En la gestión de crisis se establece como normal la capacidad de mandar de forma directa sobre un número de entre tres y cinco personas, quienes a su vez harán lo propio en toda la cadena (Figura 3).

– **La cadena de mando (jerarquía):** es la secuencia escalonada de personas (mandos) que ejecutan las decisiones derivadas desde el escalón superior.

– **Jefes en el lugar:** existe un jefe por cada institución implicada en la resolución del accidente (jefe de policía, jefe de bomberos, jefe de sanidad, etc.). Los jefes habitualmente no mandan, deciden. Es decir, no están en contacto directo con los elementos de la ejecución, deciden qué hay que hacer, pero suele ser el mando subordinado el que se encarga de la ejecución de los procedimientos. Los jefes mantienen una prudente distancia del punto de crisis, tienen una visión más amplia y toman decisiones estratégicas que se ejecutan a través de sus mandos naturales (Figura 4).

– **Mandos en el lugar:** puede haber muchos, pero deben estar coordinados bajo la autoridad de un solo jefe. Uno por cada ángulo de autoridad. Mando es el que materializa con su equipo inmediatamente subordinado las órdenes recibidas.

– **Quién manda sobre todos ellos:** habitualmente, la dirección del esfuerzo y la coordinación las lleva el jefe del servicio más implicado en el problema. Generalmente lidera la crisis el servicio con mayor peso en la resolución. En contra de lo que se suele pensar, la presencia de conflictos es muy inusual. Ocurre con frecuencia que el servicio mejor organizado y más estructurado tiende a ocupar espacios colindantes. Lo más frecuente es el reparto de responsabilidades de manera colegiada y de acuerdo con las capacidades de cada institución. Siempre es más fácil que el equipo de bomberos actúe controlando el incendio y facilitando el rescate, el personal sanitario estabilizando a las víctimas, la Policía Local dirigiendo el tráfico y el acceso de ambulancias y la Policía Nacional o Autonómica controlando al público y el escenario. La Guardia Civil y los agentes autonómicos hacen lo propio en carretera. Cada uno a lo suyo en apoyo de los demás. Si el conflicto es de grandes dimensiones, se activan los servicios de

Protección Civil, como institución responsable de la planificación y coordinación de las operaciones de emergencia (Figura 5).

– **Qué es coordinar:** la coordinación es el ejercicio de combinar con metodología el esfuerzo de diferentes equipos u organizaciones que participan en una misión común, en una misma dirección de esfuerzos y sobre un espacio físico concreto. El coordinador ejerce la acción del mando a través de los jefes de cada una de las instituciones representadas en los grupos de acción, nunca directamente sobre los mandos intermedios. Sobre el lugar, cada cual manda en su propio personal. La coordinación de los grupos de acción en las catástrofes le corresponde a la persona designada en el plan de emergencias territorial o específico aplicable (Figura 6).

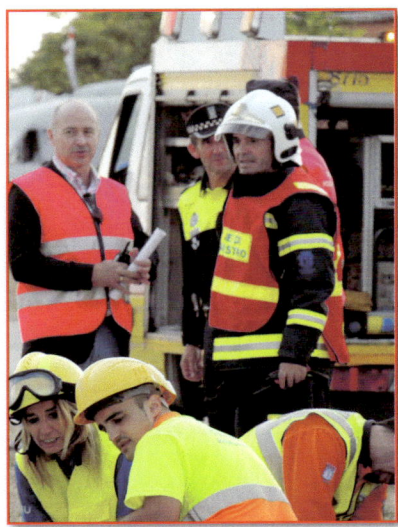

Figura 5. Coordinador de Protección Civil y jefe del grupo de intervención en un supuesto AMV.

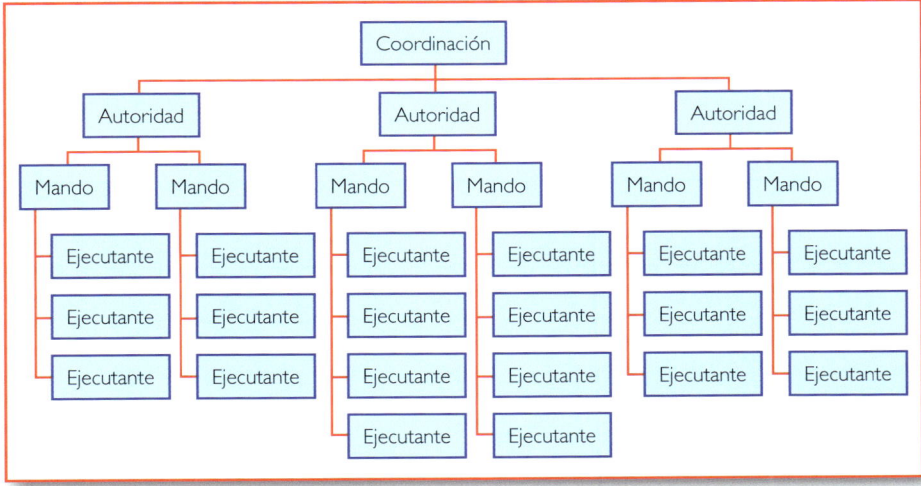

Figura 6. Esquema de coordinación institucional.

Diferentes elementos desde los que se ejerce la coordinación en la zona de catástrofes

Centro de coordinación	Estructura fija (retrasada)
Puesto de mando	Estructura eventual (avanzada)
Estrella de coordinación	Reunión de vehículos de mando

La coordinación es el ejercicio de combinar con metodología el esfuerzo de diferentes equipos u organizaciones que participan en una misión común, en una misma dirección de esfuerzos y sobre un espacio físico concreto.

La coordinación de los grupos de acción en las catástrofes le corresponde a la persona designada en el plan de emergencias territorial o específico aplicable.

3. CONCEPTO DE GESTIÓN DE LA AUTORIDAD

Gestión de la autoridad: proceso permanente que en el contexto de una situación de crisis identifica indefectiblemente quién decide, quién manda y quién obedece. Esta situación debe estar perfectamente definida en los planes de emergencia y en los procedimientos de actuación de cada organización interviniente.

La **autoridad** al más alto nivel debe establecer este proceso, identificando quién será en cada escenario la persona que soporte esta responsabilidad.

Autoridad y **mando** son conceptos diferentes e implican resultados operativos diferentes. Si bien la autoridad es el poder de hacerse obedecer, el mando es el instrumento que materializa la autoridad.

La autoridad utiliza como instrumento a sus "mandos operativos", especialistas en la resolución del conflicto.

Los enfoques más recientes proponen el **liderazgo creativo** como "un tipo de liderazgo que aporta más a la organización en que se desarrolla por parte de la persona que cuenta con él. La creatividad es vista por el líder para visionar el futuro y, por medio de él, desarrollar sus tareas contagiando su entusiasmo a los demás trabajadores de la organización".

Algunas **características** de los líderes creativos son:

– Perciben con todos los sentidos e intuyen nuevas formas de llevar a cabo las tareas.

– Observan las situaciones y los problemas desde distintos puntos de vista para flexibilizar las soluciones.

– La originalidad, frente al hábito de la costumbre.

– Buscan nuevas alternativas y redefinen los problemas y situaciones.

3.1. Principios del mando

Para que cualquier institución funcione tiene que responder a una serie de principios básicos que cohesionen a todos sus miembros y den a cada uno su puesto en la entidad. Esto es fundamental en los momentos de dificultad y, por ende, en las situaciones de catástrofe.

3.1.1. Autoridad

La autoridad es la facultad que ejerce una persona sobre otras para hacer o exigir algo, es decir, a que los demás le rindan cuentas de su trabajo. Es el poder de hacerse obedecer y no tiene por qué mandar, entendiendo por mandar el acto directo de ordenar a alguien que haga algo concreto; en un momento concreto, sin embargo, el que manda con legitimidad está investido de autoridad.

La autoridad decide y hace porque le asiste el derecho. Lo hará siempre en los límites permitidos, teniendo presente la obligatoriedad de asignar tareas y comprobar que se cumplen en el tiempo fijado, con los medios proporcionados y los resultados previamente establecidos.

La autoridad coincide habitualmente con el poder político. El ejercicio de la autoridad es la **decisión,** en ningún caso el mando directo sobre personas, que corresponde a sus mandos estructurales.

3.1.2. Mando

Es la cuota de potestad que tiene una persona para hacer cumplir la decisión de la autoridad. Asimismo, es la capacidad de hacerse obedecer dictando órdenes a sus subordinados.

3.1.3. Jerarquía

Implica la existencia presente de un jefe identificado como tal, en el escalón que le corresponda, y revestido de la cuota de autoridad necesaria e imprescindible para mantener una línea ininterrumpida de mando.

3.1.4. Unidad de mando

Es la concreción de actuaciones dirigidas por una sola persona y en una única dirección de esfuerzos para conseguir los objetivos propuestos. Implica la obligatoriedad de que cada persona tenga un jefe y solo uno.

3.1.5. Subordinación

Es estar sujeto a una autoridad superior de la que se reciben órdenes de obligado cumplimiento. La jerarquía es la estructura de la subordinación.

La supervivencia de cualquier institución y el éxito de cualquier equipo pasan invariablemente por asumir que los intereses del mismo estarán siempre por encima de criterios individuales.

3.1.6. Control

Es la **exigencia de cuentas** de lo que se ha ordenado, así como el derecho inequívoco de la autoridad a pedir resultados a las personas o entidades subordinadas. Sin control se pierde el principal instrumento de mando.

El control maneja tres dimensiones: el tiempo en el que se ha ejecutado la orden, los medios que se han empleado y los resultados obtenidos.

3.1.7. Responsabilidad

La responsabilidad es siempre un **compromiso legal** de un individuo con respecto a sus actos y a sus omisiones.

Cada sujeto tiene una responsabilidad adquirida al incluirse en la organización. Ello se traduce en el deber de rendir cuentas de lo que hace y en el derecho que tiene otro a solicitárselas, y además asumir las consecuencias de los resultados.

3.1.8. Convergencia

Todos los componentes del equipo trabajarán en la misma dirección, organizados en funciones y tareas subordinadas unas a otras con un criterio único.

3.1.9. Capacitación de las personas

La capacidad es la **potencialidad de hacer** y está contemplada en todos los escalones del equipo. Capacidad para decidir, hacer, exigir y de asumir responsabilidades de acuerdo en cada caso con las aptitudes de cada persona.

3.1.10. Orden

El orden tiene dos grandes aplicaciones: orden en la localización de las personas y de los medios (cada cual y cada cosa en su sitio) y orden como secuencia, en el desarrollo de las actuaciones (cada cosa en su momento). La combinación temporoespacial del orden es el principal impulso organizativo en la gestión de una catástrofe.

- **Orden en el tiempo:** cada cosa en su momento.

- **Orden en el espacio:** cada persona y cada cosa en su sitio.

3.1.11. Unidad de dirección

En situaciones de crisis es necesario tener una **visión general del problema** y a continuación dividirlo en objetivos parciales, de tal manera que establezcamos objetivos claros en el tiempo y programemos las tareas en pro de conseguir la solución de cada segmento (un objetivo > un programa > un jefe).

3.1.12. Disciplina

Es la obediencia que le debe cada uno de los miembros a la organización, por encima de intereses particulares, y dirigida a la consecución de objetivos.

No se debe confundir la disciplina con determinadas formas externas de conducta que se exigen en las instituciones militares. Cualquier equipo competente en la sociedad o en el mercado debe ser extraordinariamente disciplinado si quiere conseguir objetivos concretos; así es en el deporte, en las finanzas, en la empresa, etc.

Así pues, la disciplina es el conjunto de esfuerzos individuales para conseguir el objetivo del grupo.

3.1.13. División del trabajo

Cada miembro de la organización tiene que saber y actuar de acuerdo con una función concreta, beneficiando así al conjunto, porque cada cual sabe lo que tiene que hacer y las funciones de los demás. Esto evita desgaste de energías haciendo cosas que no le corresponden y sobre todo impide invadir competencias ajenas.

3.1.14. Trabajo en equipo

El trabajo en equipo es la **esencia de la organización,** la forma de aunar esfuerzos de diferentes personas que, ejecutando distintas tareas, persiguen un mismo resultado final. Para ello es imprescindible la existencia de una estructura, un soporte funcional, que integre a todos los miembros de la organización bajo una sola autoridad.

Para que un equipo funcione es imprescindible que exista la **capacitación** de cada miembro en su puesto de responsabilidad, capacitación en medios, en conocimiento y en habilidades. El trabajo en equipo será más efectivo si se desarrolla en un clima de relaciones humanas equilibrado y agradable. Este desempeño lo debe propiciar el jefe, valorando en cada caso a cada individuo de su organización.

3.1.15. Remuneración

El **esfuerzo exigido precisa una compensación,** con criterios de equidad y de acuerdo en cada caso con el objetivo social de la institución en la que está encuadrado. Ello favorece la competitividad y la armonía del equipo.

3.2. Control de los cambios de autoridad: gestión de la autoridad

El **solapamiento** de las personas que se van incorporando a la operación deberá quedar protocolizado, estableciendo claramente el momento exacto en el que se efectúa el cambio de responsabilidad de cada miembro. El mando en la zona lo ejercerán siempre equipos locales conocedores del terreno y la incorporación de otros elementos supondrá un refuerzo del primero. Solo cuando la dimensión de la crisis lo determine o cuando la unidad que se incorpora tiene una entidad superior, el proceso de mando se gestionará sobre el terreno en favor del elemento más completo.

3.3. El factor humano

El mando implica una referencia de autoridad, institucionalizada y conocida por sus subordinados. Además conlleva un rango social y administrativo que refuerza sus funciones. Es habitual que se acompañe de la definición de funciones y medios para su ejecución. Tendremos presentes los siguientes factores de especial significación:

- Cualquier organización solo puede ser mandada por su jefe directo.

- Cualquier autoridad de rango superior, para ordenar algo a un subordinado, lo hará inequívocamente a través del mando directo de este.

- Manda siempre cada uno en los suyos.

- En una catástrofe habrá una línea de mando por cada institución, con su función concreta convergiendo a un mismo objetivo.

- Nadie puede tener más de un jefe. Todos los miembros de una estructura tienen su jefe.

- En cada caso se considera **"autoridad sanitaria"** a la persona más caracterizada del sistema de salud presente en el lugar, con independencia de su rango. Esta autoridad se irá solapando en el momento en el que se incorporen otras personas jerárquicamente más representativas por sus capacidades técnicas o por su autoridad política.

– **El mando sanitario** es la autoridad operativa, la persona que en el lugar de la catástrofe, despliega y organiza el socorro médico inmediato. Puede o no coincidir con la autoridad sanitaria o ejercer por delegación. El mando demuestra sus capacidades haciéndose notar y controlando el cumplimiento de lo que manda. Solo el jefe que controla el cumplimiento consigue que se ejecuten sus órdenes.

– **La cadena de mando** (jerarquía) es la secuencia escalonada de personas (mandos), que ejecutan las decisiones derivadas desde su escalón superior.

– Las personas asignadas para las tareas de coordinación, jefatura y mando deben estar designadas en los planes de emergencias y en los procedimientos operativos de cada institución.

Las personas asignadas para las tareas de coordinación, jefatura y mando deben estar designadas en los planes de emergencias y en los procedimientos operativos de cada institución.

3.4. Los ángulos de autoridad

El ángulo de autoridad está representado por el número de personas sobre las que un jefe manda directamente. Para facilitar el mando y control de las actividades de un conjunto, cada responsable lo hace sobre unos pocos más próximos, quienes a su vez harán lo mismo sobre otros de manera progresiva. Así el mando se establece a través de una cadena de sucesión (jerarquía) que se va abriendo hasta llegar a todos.

El ángulo depende del número de personas sobre las que uno manda directamente; si es muy abierto (sobre muchas personas), el control será más difícil que con pocas. Se establece como normal en la gestión de crisis la capacidad de mandar de forma directa sobre un número de entre tres y cinco personas, quienes a su vez harán lo propio en toda la cadena.

3.5. Gestión continua de la autoridad

El **puesto de mando avanzado (PMA)** es el escenario en el que se gestiona la autoridad sobre el terreno.

El jefe del PMA estará designado en el plan de emergencias. Normalmente el jefe del servicio más implicado en el problema deberá ser el mando operativo, quien coordinará al conjunto de los servicios implicados y de acuerdo con las capacidades de cada institución. Esto se consigue muy fácilmente si se han efectuado ejercicios conjuntos en los que las personas han llegado a conocerse "poniendo cara" a las funciones.

Si la evolución de la situación lo aconsejara, se pueden hacer transferencias de autoridad adaptadas al ritmo de los acontecimientos y/o a la oportunidad de que otra institución lidere el desarrollo de los mismos.

El jefe del PMA estará designado en el plan de emergencias. Normalmente el jefe del servicio más implicado en el problema deberá ser el mando operativo, quien coordinará al conjunto de los servicios implicados y de acuerdo con las capacidades de cada institución.

Existe un jefe por cada institución implicada en la resolución de una catástrofe: jefe de policía, jefe de bomberos, jefe de sanidad, etc. Ellos deciden y transmiten las órdenes a sus mandos estructurales con los que mantienen un contacto directo. En el punto de crisis manda el jefe del personal implicado en el conflicto. Si las autoridades presentes "mandan" directamente saltándose la cadena jerárquica, el resultado será incierto.

Se ha demostrado la necesidad de un entrenamiento permanente de los jefes en las actividades de mando sobre el terreno, para mantener la "agilidad" suficiente y evitar confusiones. Una distancia prudente con respecto al punto de la crisis permite una visión más amplia y estratégica del problema y su evolución.

3.6. Definición de los cargos

Todas las personas que intervienen en la resolución de un conflicto deben conocer sus funciones y las tareas de su competencia, y las del resto de los de su entorno (visibilidad). Esto es particularmente importante cuando ostentan parcelas de responsabilidad concreta. Con ello evitamos la invasión de competencias que corresponden a otras personas implicadas y el desgaste de esfuerzos que supone dos personas desarrollando una misma función.

Para ello estarán identificadas de manera visible con el cargo que representan y la función que desarrollan (Figura 7). Este mensaje permanente y necesario de comunicación es de vital importancia hacia los escalones, tanto superiores como inferiores, y confiere a la organización la visibilidad imprescindible para asegurar su éxito.

Todas las personas que intervienen en la resolución de un conflicto deben conocer sus funciones y las tareas de su competencia, y las del resto de los de su entorno (visibilidad).

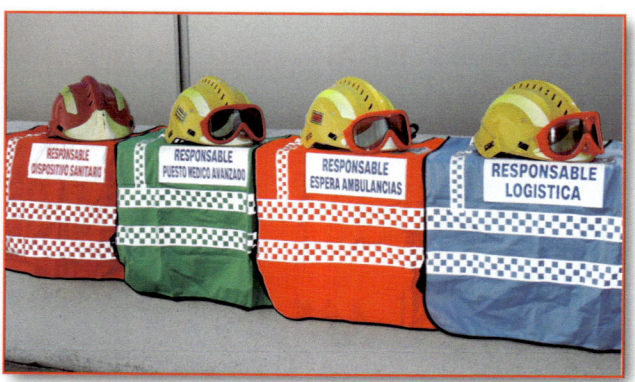

Figura 7. Identificación de algunas jefaturas.

3.7. Los errores más frecuentes

Las lecciones aprendidas nos muestran los siguientes elementos de distorsión:

- Intromisión inadecuada de la autoridad en el proceso de mando.

- Permanencia de la autoridad en el escenario de la crisis.

- Permanente acoso solicitando información del suceso.

- Mandar sin experiencia de campo ni conocimiento directo del personal.

- Pretender una misma persona mandar, asistir, informar y coordinar.

- Mandar a los equipos destacados en el terreno: desde el gabinete de crisis o los mal llamados centros de coordinación de emergencias.

- Mandar sin ángulos de autoridad (querer mandar a todo el mundo).

- Mandar sin los instrumentos de mando (identificación, megafonía, proximidad, etc.).

4. INFRAESTRUCTURAS DE MANDO

Se definen como infraestructuras de mando los espacios físicos desde los que se ejerce la función organizativa. Pueden ser fijas, móviles y eventuales.

El número de componentes de la estructura y su complejidad será mayor cuanto más lejos se encuentre del punto de impacto.

4.1. Gabinete de crisis: CECOP y CECOPI

El **CECOPI (Centro de Coordinación Operativa Integrado)** es el centro eventual de planeamiento y coordinación de crisis, que se constituye con la activación de un plan de emergencias en sus más altos niveles de gravedad. En él se integran todos los cargos designados en dicho plan **(gabinete de crisis)** para tomar decisiones según las distintas opciones de asistencia a la población y a sus bienes en momentos difíciles de emergencia colectiva. Está compuesto por cargos electos municipales, autonómicos o estatales (según el nivel de gravedad o ámbito territorial) de cada área de gobierno interviniente. Cuenta con el apoyo de especialistas y técnicos de cada área **(gabinete asesor)** y con los medios técnicos para la gestión de la emergencia ubicados en las dependencias especificadas en el plan (casas consistoriales, despachos ministeriales u otros creados ex profeso).

El **Centro de Coordinación Operativa (CECOP)** (similitudes: Centro de Operaciones, Centro de Coordinación de Emergencias) es el lugar en el que están representados todos los estamentos empeñados en la resolución de una catástrofe de forma permanente. Su función es coordinar los esfuerzos de todos los elementos de intervención. Se identifica por un número de fácil memorización (112).

4.2. Puesto de mando avanzado

Estructura móvil y eventual desde la que se ejerce la acción directa de mando y control de una situación sobre un área geográfica concreta: se despliega siempre en zona segura y próxima a la zona del suceso. Su estructura y complejidad dependen en cada caso del número de instituciones que acoja. Están presentes en el mismo las personas responsables de las diferentes instituciones y/o servicios que intervienen (Figura 8).

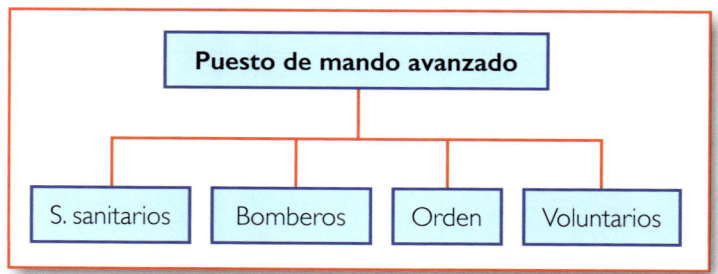

Figura 8. Composición de un puesto de mando avanzado.

4.3. Puestos de mando eventuales

Estructuras simples que se constituyen en un espacio y lugar pegados al área de trabajo de cada organización (puesto de mando sanitario, puesto de mando de bomberos, puesto de mando de policía, etc.) (Figura 9).

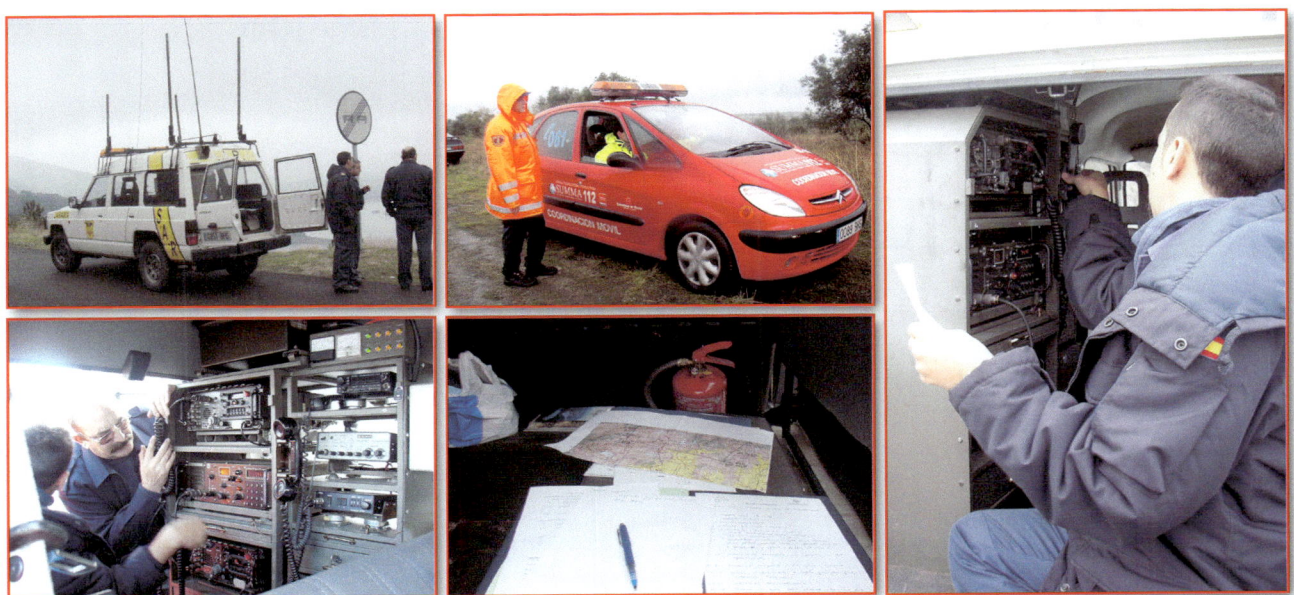

Figura 9. Elementos básicos de un puesto de mando.

4.4. Estrella de coordinación

Estructura eventual resultante de la colocación próxima y en forma de estrella de los vehículos de los distintos jefes de servicio presentes en el mismo lugar, y desde donde cada uno ejerce la dirección de su personal de manera radial y de forma colegiada (Figuras 10 y 11).

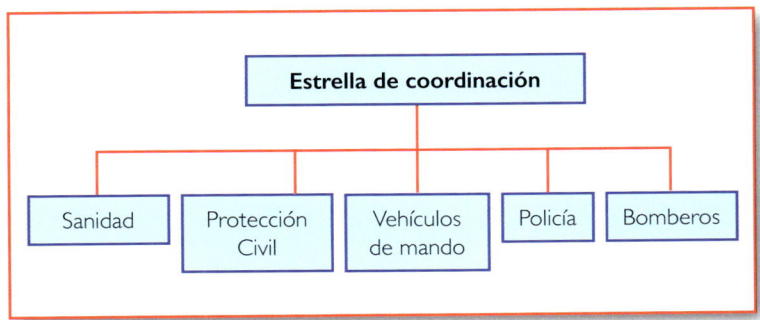

Figura 10. Esquema de una estrella de coordinación.

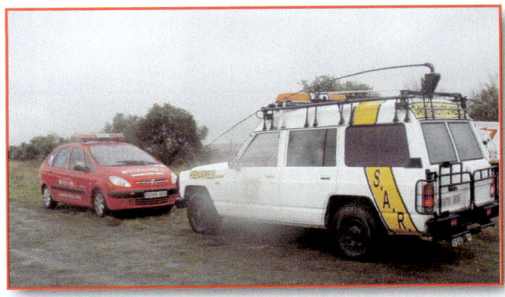

Figura 11. Los dos primeros brazos de una estrella de coordinación.

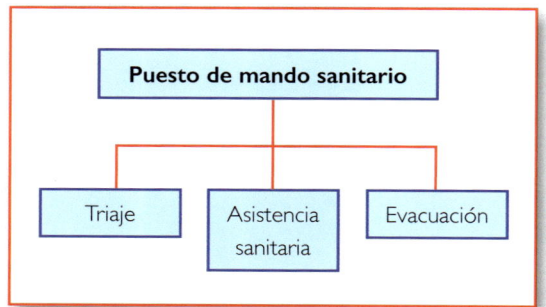

Figura 12. Esquema de un puesto de mando sanitario.

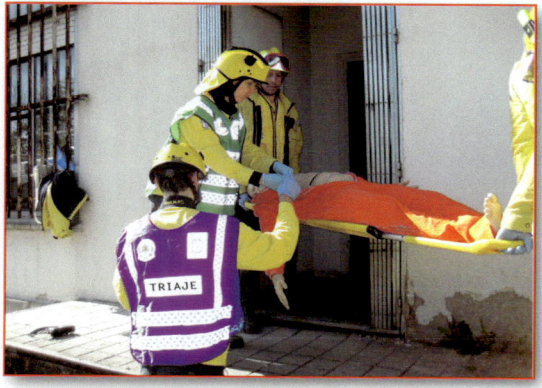

Figura 13. Mando sanitario y de triaje.

5. EL MANDO SANITARIO

Es en cada circunstancia el personal sanitario más caracterizado de entre los presentes en el lugar. Cada mando y su función deben estar tipificados en el procedimiento operativo de cada servicio, especialmente en el de accidente de múltiples víctimas y catástrofes (Figura 12).

Deberá evitar las evacuaciones descontroladas y organizar el despliegue de las estructuras sanitarias. La atención inmediata a las catástrofes tiene un componente fuertemente organizativo, basado en la disciplina de grupo y en las capacidades técnicas para acercar hasta los lugares de crisis los elementos necesarios para proporcionar cuidados urgentes de salud.

Se ejecuta sobre tres pilares fundamentales:

– Los esfuerzos dirigidos a controlar los espacios y establecer la cadena de mando (despliegue).

– Prestar ayuda médica sobre el terreno.

– Escalonar la asistencia hasta los establecimientos sanitarios. Es un equilibrio entre los componentes organizativos y asistenciales (Figura 13).

5.1. Responsabilidades generales del mando sanitario

– Estar presente en el puesto de mando avanzado de la operación.

– Ordenar la asistencia médica urgente.

– Ordenar la clasificación.

– Organizar el punto de carga de las ambulancias.

5.2 Responsabilidades específicas

Primer tiempo

– Dimensionar el problema.

– Evitar las evacuaciones salvajes: control y uso de los espectadores.

– Solicitar los apoyos necesarios.

– Resolver los problemas más inmediatos.

– Organizar su propio puesto de mando sanitario (PMSAN).

– Controlar sus comunicaciones.

Segundo tiempo

– Identificar los riesgos inmediatos para sus propios equipos.

– Identificar las áreas para desplegar las formaciones asistenciales.

– Identificar el lugar para situar el punto de carga de ambulancias (noria de evacuación).

– Organizar la asistencia sanitaria: mandando en el lugar y proponiendo el nivel asistencial.

– Ordenar el triaje.

Tercer tiempo

– Identificar y reforzar permanentemente los puntos débiles.

– Identificar el tiempo de resolución de la crisis.

– Procesar de manera permanente la información que le llega.

– Controlar la recogida de datos gráficos y registros documentales.

– Organizar su logística.

5.3. Mínimos requerimientos del puesto de mando sanitario

Un PMSAN es una estructura eventual que se constituye para recibir y procesar la información y, de acuerdo con ello, asignar funciones, delimitar tareas y controlar (Tabla 1).

– TABLA 1 –
ELEMENTOS MÍNIMOS EN EL PUESTO DE MANDO SANITARIO

Energía		Unidad administrativa	
Grupo electrógeno 3 CV	1	Ordenador portátil	1
Petacas con 25 litros de combustible	2	Fax módem	1
Iluminación		Cuenta de correo electrónico	1
Focos halógenos 1.000 vatios	4	Impresora portátil	1
Trípodes	4	Mesa plegable 2x1	1
Comunicaciones		Mesas	3
Megáfono portátil	1	Sillas apilables	6
Emisora VHF fija	1	Pizarra Veleda 2x1	1
W/T	10	Rotuladores Veleda	6
Telefonía móvil GSM	2	Papelera de 30 litros	2
Teléfono satélite	1	Foco interno	2
Programa de planos		Kit de mesa de oficina	1
		Folios blancos A-4 1.000	2
		Espacio mínimo recomendado	6
		Estanterías	6 m lineales
		Contenedores de aluminio	4 de 100x60x60 cm
		Cartografía del lugar	
		Máquina fotográfica digital	

Es el espacio físico desde el cual el médico o personal sanitario más caracterizado distribuye y controla las actuaciones sanitarias que se desarrollan sobre el terreno. Inicialmente puede ser la primera ambulancia que llegue al lugar del suceso (Figura 14). También un vehículo polivalente diseñado al efecto o una estructura modular polivalente dotada de infraestructura y comunicaciones. Pero entiéndase que, ante todo, es un concepto.

El PMSAN tiene que estar capacitado para funcionar en cualquier terreno, a cualquier hora y con independencia de las condiciones medioambientales.

Precisa genéricamente una fuente de energía estable y permanente que le permita alimentar al conjunto de sus elementos (iluminación, radio, telefonía, frío, calor, etc.).

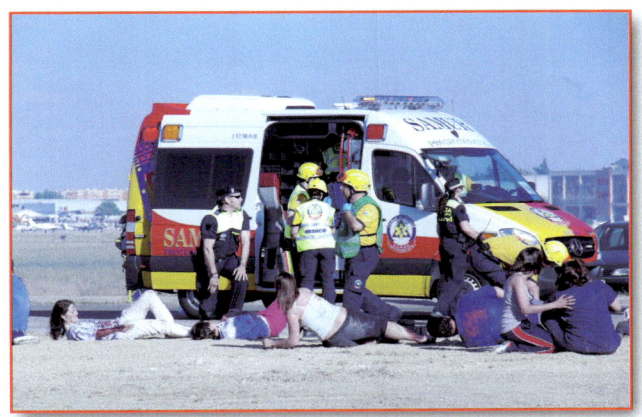

Figura 14. Ambulancia como PMSAN.

Resumen

– La **organización** permite: conocer los medios humanos y materiales de los que se dispone para realizar las diferentes actividades, la competencia, funciones, atribuciones y responsabilidades del mando, así como las funciones, atribuciones y responsabilidades de cada miembro del equipo.

– Estudios científicos actuales para la **prevención de desastres** proponen méto-dos para la solución de problemas novedosos, como el estudio del profesor Russell R. Dynes, del Centro de Investigación de Desastres de la Universidad de Delaware (EE. UU.), publicado en 1994, frente al modelo dominante heredero de los conflictos bélicos.

– Sobre una base científica, el **nuevo modelo de planificación de emergencias** propone enfatizar: la continuidad para hacer frente al caos, la coordinación sobre el comando y la cooperación para el control.

– El concepto clásico de mandar es **ejercer la autoridad** sobre elementos subordinados de una misma organización.

– Los enfoques más recientes proponen el **liderazgo creativo** como "un tipo de liderazgo que aporta más a la organización en que se desarrolla por parte de la persona que cuenta con él. La creatividad es vista por el líder para visionar el futuro y por medio de él, desarrollar sus tareas contagiando su entusiasmo a los demás trabajadores de la organización".

– Habitualmente, la dirección del esfuerzo y la coordinación las lleva el jefe del servicio más implicado en el problema.

– La **coordinación** es el ejercicio de combinar con metodología el esfuerzo de diferentes equipos u organizaciones que participan en una misión común, en una misma dirección de esfuerzos y sobre un espacio físico concreto.

– Las personas asignadas para las tareas de coordinación, jefatura y mando deben estar designadas en los planes de emergencias y en los procedimientos ope-rativos de cada institución.

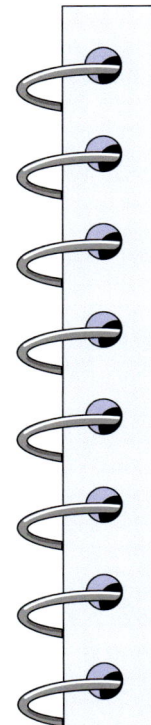

- Algunas **características** de los líderes creativos son:
  - Perciben con todos los sentidos e intuyen nuevas formas de llevar a cabo las tareas.
  - Observan las situaciones y los problemas desde distintos puntos de vista para flexibilizar las soluciones.
  - La originalidad, frente al hábito de la costumbre.
  - Buscan nuevas alternativas y redefinen los problemas y situaciones.

- El **jefe del PMA** estará designado en el plan de emergencias. Normalmente el jefe del servicio más implicado en el problema deberá ser el mando operativo, quien coordinará al conjunto de los servicios implicados y de acuerdo con las capacidades de cada institución.

- Todas las personas que intervienen en la resolución de un conflicto deben conocer sus funciones y las tareas de su competencia, y las del resto de los de su entorno (visibilidad).

- El **mando sanitario** se ejecuta sobre tres pilares fundamentales:
  - Los esfuerzos dirigidos a controlar los espacios y establecer la cadena de mando (despliegue).
  - Prestar ayuda médica sobre el terreno.
  - Escalonar la asistencia hasta los establecimientos sanitarios.

G L O S A R I O

Autoridad: persona que tiene la facultad o el derecho de mandar a personas que están subordinadas.

Caos: desorden o confusión absolutos.

Capacidad: circunstancia o conjunto de condiciones, cualidades o aptitudes, especialmente intelectuales, que permiten el desarrollo de algo, el cumplimiento de una función, el desempeño de un cargo, etc.

Control: examen u observación cuidadosa que sirve para hacer una comprobación.

Continuidad: circunstancia de suceder o hacerse algo sin interrupción. Unión entre las partes que forman un todo que se desarrolla en el tiempo.

Cooperar: hacer algo para que junto a la acción o el esfuerzo de otras personas se consiga un determinado resultado.

Crisis: coyuntura de cambios en cualquier aspecto de una realidad organizada pero inestable, sujeta a evolución; especialmente, la crisis de una estructura.

Disciplina: conjunto de reglas de comportamiento para mantener el orden y la subordinación entre los miembros de un cuerpo o una colectividad en una profesión o en una determinada colectividad.

Jerarquía: organización de personas o cosas en una escala ordenada y subordinante según un criterio de mayor o menor importancia o relevancia dentro de la misma.

Liderazgo: conjunto de habilidades gerenciales o directivas que un individuo tiene para influir en la forma de ser o actuar de las personas o en un grupo de trabajo determinado, haciendo que este equipo trabaje con entusiasmo hacia el logro de sus metas y objetivos. También se entiende como la capacidad de tomar la iniciativa, gestionar, convocar, promover, incentivar, motivar y evaluar un proyecto, de forma eficaz y eficiente, sea éste personal, gerencial o institucional (dentro del proceso administrativo de la organización).

Mandar: ordenar, encargar, encomendar el que tiene la autoridad la ejecución de algo.

Organizar: disponer a un conjunto de personas y medios para un fin determinado, pensando detenidamente en todos los detalles necesarios para su buen desarrollo.

Subordinar: hacer que una persona o una cosa pase a depender de otra u otras. Clasificar unas cosas como inferiores a otras o considerar que dependen de otras.

A B R E V I A T U R A S   Y   S I G L A S

AMV: accidente con múltiples víctimas.

CECOP: Centro de Coordinación Operativa.

CECOPI: Centro de Coordinación Operativa Integrado.

EE. UU.: Estados Unidos.

PMA: puesto de mando avanzado.

PMSAN: puesto de mando sanitario.

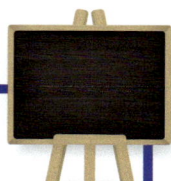

EJERCICIOS

E1. Por equipos de no más de cinco componentes: plantead un problema teórico y que cada uno aporte distintas soluciones. Para solucionarlo, que cada uno tome el mando por turnos; detectad el mando clásico y el líder creativo.

E2. Diseña un sistema de emergencias perteneciente a una ciudad pequeña, dotándolo de los recursos con los que esté funcionando ordinariamente. Seguidamente, haz lo mismo para la provincia o comunidad autónoma donde esté circunscrita esa ciudad. El ejercicio consistirá en aplicar métodos de continuidad, coordinación y cooperación para atender completamente las necesidades de una emergencia colectiva con 15 muertos, 10 heridos críticos, 27 graves y 100 leves, más 200 afectados sin lesiones.

E3. Diseña una estructura de PMA para el plan territorial del municipio donde resides. Haz una puesta en común para reforzar/subsanar las áreas que así lo requieran.

E4. Establece una cadena de mando jerárquica que finalice en cinco equipos para cada uno de los grupos que participen en un plan de emergencias ante inclemencias invernales y otra para otro plan ante incendios forestales. Compáralos y establece similitudes y diferencias.

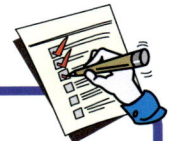

EVALÚATE TÚ MISMO

1. La organización permite:
- ❏ a) Conocer los medios humanos y materiales de los que se dispone para realizar las diferentes actividades.
- ❏ b) Conocer la competencia, funciones, atribuciones y responsabilidades del mando.
- ❏ c) Conocer las funciones, atribuciones y responsabilidades de cada miembro del equipo.
- ❏ d) Todas las respuestas anteriores son correctas.

2. Sobre una base científica, el nuevo modelo de planificación de emergencias propone enfatizar:
- ❏ a) La continuidad, la coordinación y la cooperación.
- ❏ b) El caos, el comando y el control.
- ❏ c) La continuidad, el mando y la coordinación.
- ❏ d) La continuidad, el mando y el control.

3. El concepto clásico de mandar es:
- ❏ a) Ejercer la autoridad sobre todos los subordinados.
- ❏ b) Ejercer la autoridad sobre todos los elementos subordinados de una misma organización.
- ❏ c) Ejercer la autoridad sobre elementos subordinados de una misma organización.
- ❏ d) Ejercer la autoridad sobre elementos subordinados de cualquier organización interviniente.

4. El liderazgo creativo aporta más valor a la organización y la creatividad:
- ❏ a) Es vista por el líder para controlar el futuro e imponer las tareas.
- ❏ b) Es vista por el líder para visionar el futuro y desarrollar las tareas.
- ❏ c) Debe ser una cualidad innata al líder.
- ❏ d) Debe ser una cualidad desarrollada por el líder para planificar las tareas.

5. Habitualmente, ¿quién lleva la dirección del esfuerzo y la coordinación?:
- ❑ a) El jefe de bomberos.
- ❑ b) El jefe de las Fuerzas y Cuerpos de Seguridad del Estado.
- ❑ c) El jefe del servicio más implicado en el problema.
- ❑ d) El jefe de las Fuerzas y Cuerpos de Seguridad del Estado, Autonómicos o Locales.

6. ¿Qué es la coordinación?:
- ❑ a) Es el ejercicio de combinar con metodología el esfuerzo de diferentes equipos u organizaciones que participan en una misión común, en una misma dirección de esfuerzos y sobre un espacio físico concreto.
- ❑ b) Es el ejercicio de combinar el esfuerzo de diferentes equipos u organizaciones que participan en una misión común, en una misma dirección de esfuerzos y sobre un espacio físico concreto.
- ❑ c) Es el ejercicio de combinar el esfuerzo de diferentes equipos u organizaciones que participan en una misión común.
- ❑ d) Es el ejercicio de combinar el esfuerzo de diferentes equipos u organizaciones que participan en una misión común, sobre un espacio físico concreto.

7. ¿Las personas asignadas para las tareas de coordinación, jefatura y mando deben estar designadas en los planes de emergencias y en los procedimientos operativos de cada institución?:
- ❑ a) No, nunca.
- ❑ b) Sí, siempre.
- ❑ c) No, son sobradamente conocidos por los intervinientes.
- ❑ d) Sí, salvo los de alcance reducido, pues toma el mando el jefe de bomberos.

8. Algunas características de los líderes creativos son:
- ❑ a) Perciben con todos los sentidos e intuyen nuevas formas de llevar a cabo las tareas. Observan las situaciones y los problemas desde distintos puntos de vista para alienar las soluciones.
- ❑ b) La originalidad, frente al hábito de la costumbre. Buscan nuevas alternativas y redefinen los problemas y situaciones.

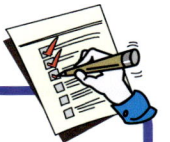

❏ c) Perciben con todos los sentidos e intuyen nuevas formas de llevar a cabo las tareas. Observan las situaciones y los problemas desde distintos puntos de vista para flexibilizar las soluciones.

❏ d) Las respuestas b y c son correctas.

9. **¿Qué se entiende por visibilidad, desde el punto de vista de las estructuras de mando?:**

❏ a) Que el mando debe usar elementos reflectantes para que se le vea bien.

❏ b) Que el mando debe destacar por encima del resto de las personas intervinientes.

❏ c) Que todas las personas que intervienen en la resolución de un conflicto deben conocer sus funciones y las tareas de su competencia, y las del resto de los de su entorno.

❏ d) Que el puesto de mando avanzado debe estar siempre a la vista de todos.

10. **El mando sanitario se ejecuta sobre tres pilares fundamentales:**

❏ a) Los esfuerzos dirigidos a controlar los espacios y establecer la cadena de mando (despliegue).

❏ b) Prestar ayuda médica sobre el terreno.

❏ c) Escalonar la asistencia hasta los establecimientos sanitarios.

❏ d) Todas las respuestas anteriores son correctas.

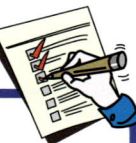

SOLUCIONES

EVALÚATE TÚ MISMO

http://www.aranformacion.es/_soluciones/index.asp?ID=35